重　返　邊　界
The Boundary Revisited

民主政治中的團結 ———— 永續 ———— 與公共衛生倫理

葉明叡 ———— 著

Solidarity,
Sustainability,
and
Public Health Ethics in Democracy

For Tina

你說，我們建立一個制度，互相分擔健康風險，好讓人們不再因貧而病、因病而貧怎麼樣？就像救生圈一樣把我們的命運托起，將那些綺麗的、悲壯的、苦澀的，統統凝聚在一起。這豈不是件很棒的事嗎？

　　但是，我們是誰呢？我若無其事地反問。

　　當然就是大家呀！你熱切地說，跟我們分享著共同命運的大家！

　　我不忍再追問，微笑著點點頭。當然，我們就是我們，我說，我們要永遠在一起。

　　於是一切又回到了原點。

　　　　　　　　　　　　　　——〈一則沒有發生過的預言〉

目錄

CONTENTS

XX人權公約規定⋯⋯
XX宣言宣告⋯⋯
世界衛生組織曾說⋯⋯
XX國家憲法明定⋯⋯
XX法律規定⋯⋯

從事公共衛生工作與研究，不會缺乏這些法律或政治
文告作為倫理主張的基礎。許多的國家報告、政策文件、
學術論文等，起首總是時常引用這些巨大而美好的倫理主
張，接著展開後文的內容。彷彿只要承襲著這些主張，文
件中所述的內容，就獲得、繼承了一種倫理正當性，值得
而且「應該」受到讀者或大眾重視。對此，身為一名公共
衛生學徒（a student of public health）的我，隨著在領域中
學習浸淫日久，感到猶疑的程度也日漸增加。

當我們說我們要○○○時，我們到底做出了什麼倫理
或政治承諾？

○○○可以帶入健康人權、群體健康、國家／民族健
康、「全民健康覆蓋」（universal health coverage, UHC）、

全民健康（Health for All）、星球健康（planetary health）、健康一體（One Health），或者其他更多的美好群體生活想像。這些巨大的主張，都是極具規範性的倫理主張，換言之，這些主張都是在說，「我們」基於某些「倫理理由」，應該要去追求某些「應該追求的東西」。我並不是在說，我懷疑以上主張的根本倫理價值，或是質疑立法的政治正當性（雖然有些時候它們的確相當可疑），不消說，健康當然是個好東西，多多益善。但我還是忍不住好奇，撇開條文本身不管（法畢竟是人立的），所以，這裡說的「我們」是誰？基於哪些「倫理理由」？該去追求什麼「應該追求的東西」？這些東西是該由誰來負擔的集體責任、來聲索的權利、或實踐的倫理義務？健康在這些東西之中，總是最重要、最優先的價值嗎？這些問題使公衛學徒深深困惑。本書的目的，就是要嘗試回答這些根本問題。

　　公共衛生與廣泛健康科學傳統上是高度技術導向的研究領域，較少機會處理到公衛政策與實作所仰賴的那些規範預設與架構。這些問題，在多年的公共衛生政策實作之中，已經或多或少以一種「事實上存有」（de facto）的方式來回答了，也就是，政策確實做出了這些價值判斷。但這並不表示這些判斷就是倫理上較可欲或較為正當的判斷，這正是本書的主要工作。這是一本「公共衛生倫理」（public health ethics）的專書，書中所提出的，是對公共衛生政策與實踐倫理正當性的叩問，本書也嘗試以公衛健康

議題為核心，與政治、倫理、社會、人類學等不同領域對話，借助不同領域的知識，來解決人們每日生活中共同遭遇的公衛問題。

這樣的定位，也使得本書在風格上與一般自然生醫或社會科學導向的公共衛生領域著作不太相同，儘管是研究，但它並不是「科學」研究成果的彙報，儘管蒐集許多資料並以之為論述參照，但它也沒有提供什麼堅實的「證據」。我在本書中提供的答案，主要是一種綜合的分析架構、觀看的視野，可以合理地應用於思考各個不同的公共衛生或健康政策相關議題。有些時候，我會講出我自己認為某件事情在倫理上最好的某種「主張」（這種時候，我盡量會在文中直接說出，而不會迂迴隱晦等待讀者自己發掘）。這是一般公共衛生倫理研究的常見途徑。

然本書要再更往前退一步，不僅是應用倫理概念、原則與理論來處理公衛介入會遭遇到的倫理難題，本書也要去探問那些更為根本的前提預設，也就是應該共同行動的我們是誰的「邊界問題」（boundary problem），這也是本書名為「重返邊界」之由來。需要「重返」（revisit，或稱為再訪、再探），正因為我們通常習以為常、認為理所當然，但邊界並不是一開始就在那裡的，好像某天就從天上掉下來，或是被天啟或命運所指定一般，邊界除了指地理上的疆界，也包括共同經營生活、甚而互相負有義務的人們的邊界，也包括橫跨現在與未來的時空邊界。邊界與我們的民主政治生活，民主政治生活所需的團結，以及朝向未來的永續

經營，都有密切關係，釐清這些關係，是本書的主要任務。

這樣一本公衛倫理專書，在某個程度而言 —— 借用 Tony Judt 在《戰後歐洲六十年》序言的用詞 —— 必定是「固執己見的」（opinionated）（2012: 15），我提出的架構和主張，必然是源自我的見解以及其他可能的倫理與政治立場。但我希望讀者清楚辨明，我的主張也只是眾多主張中的一個版本，一方面我當然希望能夠透過論述說服讀者這些主張的合理性（儘管讀者最終可能仍不同意，沒有被我的主張說服，卻可在最低度的、共同想望健康未來的社會合作前提下，認可這些主張有些值得參考之處），這樣很好，這是論述本身學術價值與創見的彰顯；另方面，我更期待的是，在之後收到讀者進一步的反駁、批評或延伸討論，吸引越來越多人關心公共衛生的倫理層面議題。這本書的主要目的，並不在於建立定於一尊的完善倫理主張，而是想邀請讀者們一起參與這個宏偉的思想工程。

撰寫一本書，理論上是可以沒有完成的時候，但篇幅的限制、出版的時程、（計畫的結案、）地球的自轉、種種的因素，使得我必須在此停筆（作為一種寫作的比喻，本書出版的二十一世紀20年代，應該沒有人真的在用筆寫書了）。還有很多未能完成的分析、未能解答的問題，我在本書中各處，有指出其中一些我認為值得繼續發展的方向，當然，肯定還有更多，就留給未來繼續努力吧。

10/23/2023 於台北

1

導言：公共衛生學徒的兩道倫理難題

Introduction: The Two Ethical Dilemmas of Students of Public Health

　　我們每個人都帶著不同的理由和機緣進入公共衛生領域，從入門的求學階段汲取知識，乃至於碩博士階段的主題研究，畢業之後，再帶著這些訓練進入（或回到）職場加以實作、應用。算一算，從大學進入公衛系開始，我做公共衛生學徒竟已十餘年，從學士、碩士、到現在讀完博士，在整個學習的過程中我時常被一種說不上來的困惑所籠罩。如今在這學術荒原四顧茫茫無所依，是時候來清算一下，釐清這個困惑的根源究竟是什麼。就從我們學科的名稱開始吧。

公共邊界與公共之用

　　公共衛生（public health）本身預設了一個很詭譎的概念在它的名字和實踐之中——「公共」（public）。這個學科教導我們要透過集體、組織的努力，提升「群體」（population）的健康、預防群體的疾病發生（Winslow, 1920）。在這裡，群體和公共好像是相同意義的通用詞，但這種混用無助我們採取行動，我們要提升群體健康，一定不是隨便的群體，而是「某個」群體，必須加以辨識。如此，群體有了政治意義，也就是我們習慣稱之為公共的東西，但公衛學科很少教導我們，什麼是公共？怎麼辨識這個公共？

　　據說公共這個概念在儒教為主的漢人傳統社會幾乎不存在，[1] 差序格局告訴我們（費孝通，1948），面向內是私、面向外是公，可你站在哪面向內向外卻都可以，「公—私」的分界永遠是相對的。[2] 如此說來，公衛的「公」是指西方、現代意義的公，應該是沒有什麼好爭論的吧。那

1　其實真要說的話，還是有的，至少存在某些知識階級的思想層次。可參考陳弱水整理的中國思想史當中五種「公」的觀念（陳弱水，2020）。

2　古老的儒教典籍《禮記》禮運篇，曾紀載了現在人們依舊非常耳熟能詳的「大同」社會的理想樣貌，孔子說：「大道之行也，天下為公。選賢與能，講信脩睦，故人不獨親其親，不獨子其子，使老有所終，壯有所用，幼有所長，矜寡孤獨廢疾者，皆有所養⋯⋯是謂大同」。不過孔子後面馬上接著說，這個「公」的只存在於（相對於孔子時代的）古代，現在沒了，進入「天下為家，各親其親，各子其子，貨力為己，大人世及以為禮」這樣講求關係的「小康」社會。假使我們以孔子以降的儒教為主，那種「公」的想像已經不存在。

麼，現代意義的公又是什麼？它至少需要是某種人與人之間的穩定群體鍵結，一般狀況下，它指的是主權國家之中公民與公民之間的關係；在部分狀況下，它還包含主權國家之中公民與非公民之間的關係；在最高層次的狀況下，它可能是指不分國家、所有人類基於相同物種而存在的普遍關係。

所以作為一個公衛學徒，你首先得去辨識出你想要投身努力的「公共」以及其「邊界」位在何處，要是沒有的話，你的工作會喪失基本存在意義。問題是，一個大學生、一個研究生、一個上班族，為什麼會去、想去辨識出他心中的那個公共呢？你為什麼會想要努力讓某個遙遠外國的一些人得到疫苗呢？想要付錢透過健保幫別人付醫藥費呢？天災、人禍、大疫降臨之時，我們為什要派出包機接一些人（而不包括另一些人）回到我們身邊呢？難道是唸這學科的學生們，天生都特別具有現代公共意識？又或是天生特別關注、同理他人的福祉？若我們假設台灣的大學入學學生的公共意識和良善心、同理心在各科系都是常態分布，那麼，有很大一部分的同學其天生特質並不符合公衛學科的要求（當然，這很有可能是個錯誤的假設，我們可以合理猜測選讀公衛相關科系的同學具有某種與同儕不同的特質）。但沒有關係，四年大學或兩年碩士的公衛訓練，就算無法讓你有能力辨識出心中的公共，至少也應能夠讓你產生群體層次的思考。

接著，因為公衛是一個應用學科，或是說，一種應用

科學（applied science，但很弔詭的是，在很多的公衛定義之中，皆包含了不科學的藝術成分）[3]，作為一個公衛學徒，你得時時接受那把「有什麼用尺」的檢核。它會問你，你做這件事情、採取那個行動，對於促進群體健康、預防群體疾病有什麼用嗎？在這個學科之中，你很難找到純粹追求知識或發現的樂趣，爾後的專業生涯會不斷被這個質問綑綁。一方面，這個問題很符合台灣整體教育和社會價值的氣質，「有什麼用」常是社會評判個人、家長質問子女的問題，理直氣壯，但在這當中，「用」通常指的是某種個人層次的成功，例如賺到錢、賺到穩定的生活、賺到權力、賺到名譽、賺到眾人的欽羨；另方面，在公衛當中，這個「用」卻必須轉換為群體健康的提升。於是你的思考和行動目的會產生分裂，除非你能夠將自己私人的「用」與群體公共的「用」巧妙地結合在一起，否則你身為公衛學徒必須與整個社會對抗。我個人認為，不論前者或後者，都需要很高的心智鍛鍊，然而，這似乎不是目前的公衛教育所能提供者。

　　以上都只是我對於這個學科的主觀、偏頗理解，其實想想，公衛學科或許只是現代國家培養維持社會穩定所必

3　一樣是睿智的CEA Winslow所倡言之公共衛生定義，「公共衛生是透過有組織的社群力量預防疾病、延長壽命、促進（身體）健康與效率的科學與藝術」（Winslow, 1920）。科學的部分在我們的公衛教育之中已經有了很多，藝術的部分，稍微相對缺乏。

需的衛生官僚和技術員的工具，[4]用來擺平過度貧病交加所造成的社會騷亂，並確保足量健康有技能的勞動力提供以維持資本經濟運作之類。我身為一個公衛學徒沒必要、也沒資格提問任何關於公共怎麼界定的問題。我學好我的生物統計、流行病學、健康經濟評估技術，我學好我的採樣和實驗技術，依照案主的需求去完成工作就好。運氣好一點，我甚至還變成一門擁有證照保障權力的專業，過上一種理想中高貴、尊嚴的生活（本書撰寫過程中，台灣通過《公共衛生師法》，詳見本書第八章討論）。你看，這麼一來，我的用、與學科要求的用，就結合在一起了。

但要這樣想，我做不到。我受了這個學科的華麗文字和美好承諾的誘惑，竟然去追求那種抽象的、沒有用的「用」，竟膽敢去思考公共如何辨識。我必須與自己私人的用決裂，我甚至也必須與學科的群體的用決裂，這就是身為一個公共衛生學徒無可迴避的第一個難題。

健康作為一種優先價值

即使我們因為種種原因很幸運地解決了第一道難題，接踵而來的是學科名稱的第二個部分——「健康」（health）。如果你問我的話，我會說，我們公衛人過分地追求某種抽象單一的健康至上價值，但這種追求最終會把公衛學科帶往

4　台大公衛系在最初設立之時的教育目的，請見鄭雅文、牛傑薇（2021a）。

虛無的深淵（而深淵也在凝視著你，尼采說）。這或許是我們學科不得不然的選項，畢竟都來讀公共衛生了，不追求健康不然要幹嘛？但健康究竟是什麼？世界衛生組織（World Health Organization, WHO）定義說，「健康係指生理、心理與社會之完全美好狀態，而不僅是沒有疾病或羸弱」（Health is a state of complete physical, mental and social well-being and not merely the absence of disease or infirmity），這句話大概是公衛領域的至聖寶訓了。總之，我們在懵懵懂懂之中，大概知道要朝著這個方向前進，一方面使用這定義作為理解世界的方式，研究提問的基石，但另方面大家也都知道不可能達成也無法操作，所以就將就著使用各種對自己方便（所謂的可行性）的定義來研究、辦事。這些都無可厚非。

但說到底，這個世紀重要的公衛議題是什麼？新興傳染病（如COVID-19不用說），HIV/AIDS（竟然也變不太新了），慢性病時代的健康促進和疾病預防，老掉牙的環境、食品衛生（只是老而已，沒有說比較不重要或是已經有完美的解方），醫療保健資源分配、可近性，現在可能再多個高齡社會所需的長照（這裡先暫時擱置衛生、社福領域之爭），總之，這些都是實務中亟待處理的公衛議題，大致符合於世界衛生組織健康定義。

除了「健康」這個明顯的價值判斷以外，公衛人又很愛講另外一句話，所謂尋找「上游成因」（upstream causes）（Meyer & Schwartz, 2000）的上游思考。一個也是說到爛的故事大致是這樣子的：有閒人甲，某日在河邊看到有人

溺水，他很神勇地把人救上岸，過不久又看到溺水者漂下來，他又再把人家救上岸，結果後面怎麼一直看到有人漂下來，忙死了救不完，這時上游思考就教導我們，喔～原來是要到上游去看看，是不是有橋斷了讓不長眼的人一直掉到河裡，還是有大惡人逼不肯交保護費的人跳河。而我們公衛人呢，就是要去處理這個上游的原因。

這個解決問題的思考方法，在某個時候會跟長久以來我們所擁護的健康價值產生衝突。例如，從衛生科學技術上而言，我們可能都已經知道，環境汙染物要怎麼處理，製程中的材料可以如何替換以降低作業員傷害或減少排放，如何阻絕HIV/AIDS傳染，造成肥胖或三高的生活型態或社會環境是什麼，影響醫療品質的關鍵因素有哪些等等。但接下來呢？我們用科學方法測量到了大惡人在逼人跳河的事實，還建立了「大惡人─跳河」的因果關係，下一步，我們不是理應跟大惡人來場激烈的決鬥嗎？

有兩種質疑的聲音讓我們卻步。第一種，大惡人說（或有人幫大惡人說），「閣下您誤會了，其實我不是大惡人。您知道嗎？那些人真是壞透了，他們生活不檢點、敗壞世道、散布疾病和不健康的生活習慣，讓人不知道怎麼教小孩，我這是在為民除害，我和您為了相同理念而戰！」這種情境中，或許有個簡單的解法，我們可以謹守世界衛生組織健康定義，破除大惡人及其夥伴的虛假言論，也就是強化理論武裝，用更多更完善的健康定義與大惡人對戰。這可能算是容易的回應方法。

第二種，大惡人反問你（或有人幫大惡人問），「咦？請問閣下不是專門關心民眾的健康嗎？我做的盡是惡事，我是純粹的惡的代表，我徹底宰制這些人的命運，我歧視他們、不把他們當人看，我獨佔所有生產工具、榨取他們的剩餘價值（再逼他們跳河），但我可不是在剝奪他們的健康喔！邪惡屬於我本體內部事務，你的惡不是我的惡，我們覺得這種惡是很美的，我們覺得這種惡是通往繁榮、發大財的必經之路，容不得你們公衛人來指手畫腳！」

這第二種情境，就是公衛學徒的第二道難題——追求健康至上價值的虛無深淵。對於大惡人的反問我們很難破除，因為，其一，就算健康的定義再廣，理論武裝再完善，也涵蓋不下所有的惡，但偏偏有許多的惡，顯然是造成今日公衛問題無法解決的原因，不然就是比公衛議題還重要得多的問題；其二，就算我們可以把健康定義在理論層次完善到無懈可擊，涵蓋世間所有的惡，公衛人也還沒有能力或技術去分析、處理這廣大範圍的問題，去「解決」大惡人這個成因。更遑論我們之中有很多也並不贊同這種完善擴張的路線，一個理由是那本來就不是我們該碰的「非健康議題」；另個理由是這是過度將健康價值放置於其他價值之上的公衛霸權主張，有將社會問題過度「公共衛生化」（public healthification）的危險（Meyer & Schwartz, 2000）。

或許，我們可以不管這些爭論硬拚到底，繼續在健康價值最高論的共識基礎上，擴大我們的守備範圍，勉力加強我們的理論和技術武裝，對其他領域進行「公衛／健康干

預」，詳加檢視，「大惡人，你這個歧視、你這個宰制、你這個獨佔不行喔，就長期而言，這些都會影響人們的健康」。於是，為了大家的健康好，公衛的正義之師再度高舉戰旗，衝鋒陷陣。「欸等一下，你這想法簡直比大惡人還要壓迫、還要宰制耶！健康就一定最棒嗎？沒有比較更重要、更值得人們去追求的價值嗎？像是自由啊、其他形式的正義啊、民主啊、文化啊、受過傷後才懂得的喜樂啊、人權啊等等？」這位施主問得真的非常好，我也回答不出來。但，難道我們就要這樣放棄健康價值最高論嗎？有人擔心如此這個學科會喪失核心精神，就此土崩瓦解（公衛學徒最怕聽到的一句話：那你跟XX專業有什麼不同？你有比他厲害嗎？我們通常乾笑說有啊我們有上游思考）。

應對這份虛無，我們有什麼回應的方法選項？

● 法1：「啊喲，一般人吃頭路哪有在管這麼多的？畢業之後就隨人顧性命了啊，只有沒出過社會的X頭學者和學生才會去想這些有的沒的。」完全合理，這是最合理的回應方法。

● 法2：「忙死了，光手上業務一堆，狂加班公文還是積得跟山一樣高，個案都追蹤不完。所以先不用擔心那麼多啦，反正現在我們的小範圍裡面就忙不完了，不如先擔心怎麼弄到更多人力跟資源來好好做好現在的事。」完全合理，跟前一個回應的合理度不相上下，而且我私心有更多的敬佩。

- 法3：「誰跟你是我們，真正的公衛人從不思考這些鬼東西的，本來無一物，何處惹塵埃。」我會好奇閣下的公衛範圍劃在哪裡？劃定的準則方法是否比較不專斷恣意，因而能夠脫離這份虛無？
- 法4：「就，繼續和深淵對望……」也行，反正長期而言我們都死了（如同睿智的凱因斯語）。
- 法5：「就地解散！」大家可以回家啦。

「公共及其邊界的倫理意義不明」與「健康優先價值的無所不包的虛無」，我發現這兩道難題深深困惑著好奇心過剩的公衛學徒，這兩個問題都是「規範性的」（normative）問題。

本書目的與方法

這類規範性問題，也就是我們「應該做」（should do）或「應該是」（should be）什麼的倫理道德判斷問題。這種提問與回答方式，在傳統上公共衛生學徒的專業訓練中較少機會能夠接觸。這本書，便是寫來與諸位公衛先進、同道與同學們分享研討，深刻剖析這兩道規範性難題的內涵，並提出我們可能的因應方式。當然，我不會想要（也不可能）去提出一個一刀斃命、萬佛歸宗的解答，我相信倫理問題是人類社會亙古存在的辯證，我們只有透過不斷的思想對話、理論與實務的針鋒相對，而朝向那些

答案逐步逼近。城邦／國家的共同健康生活如何可能？這是對公共衛生倫理的終極提問，也是本書想要參與的宏偉工程。

　　就方法而言，基於本書提問的非傳統和規範性，本書採取跨領域的分析途徑，特別是從「公共衛生倫理」和廣義的「政治理論」（political theory，或政治哲學）的角度切入進行理論探討。雖是理論，但公衛學科的好處就是，我們最終不是在推導純粹抽象的數學公式或建立空中樓閣的正義理論，我們最終要回到地面上、每天施行的衛生政策（也就是那些有「用」的部分），因此本書中所有的討論，都會輔以真實世界的案例，或為了討論之便而稍微簡化的案例來進行。要介紹「公共衛生倫理」這個次領域，得先從倫理說起。

　　倫理（ethics）的最簡要定義為「人們互動的一組規則、原則、價值或理念」（Bayer et al., 2007）。相對於政策的實證層面（empirical aspect）對於「是什麼」的探討，政策的規範層面（normative aspect）處理的是「應該是什麼」的問題，這是公共衛生訓練當中相當重要的一環。公共衛生學徒除了要能夠辨識政策利害關係人是誰、政策議程是怎麼設定的、政策合法化程序是如何完成，也要能夠辨識政策倡議或制定所意圖的、想望的、欲實現的那些目的，所代表的價值是什麼，並且評估對於這些價值是否「應該是如此」，特別是在多個目的彼此衝突、倫理難題（ethical dilemma）產生時，也要能夠透過倫理思辨（ethical reasoning）做出優先

次序的判斷。這些倫理判斷幫助公共衛生從業者釐清什麼是我們應該做的，以及為什麼我們應該這樣做。在當代的公衛知識體系當中，專門處理此議題的領域即為「公共衛生倫理」。

同樣是處理某種規範問題，倫理與法律（law）[5]的不同之處則在於，我們通常可以將法律視為某些倫理被正式化、制度化之後的集體實踐，它代表的是某些（在民主國家的脈絡中）被集體認可的倫理原則，但這些原則只是人們生活中運用、遭遇的倫理原則中的一部分，或某些版本。在生活中，或是健康政策的作為中，尚有許多互動規範、依循的準則、想要追求的美好目標，基於各種原因未能被法律所涵蓋。舉例而言，當《全民健康保險法》第一條表示「為增進全體國民健康，辦理全民健康保險」時，這代表了我們人民已經將「增進全體國民健康」視為一種應該追求的規範目的，而辦理全民健康保險是追求此目的的政策手段。這僅只是一種由法律條文具現了的倫理觀點，不同的倫理觀點包括，或許「增進全體國民健康」會與許多其他政策目的互相衝突，可能是資源的排擠競爭（若把錢用在健康就不能用在其他地方，誰在何時應優先？），也可能是目的本身的衝突（全體國民健康是一件應該透過公權力來追求的事情嗎？），也可能是實現手段內涵價值的衝突

5　本書中提到的法律若無另外特別說明，皆指由政治組織如國家所制定出的法律，或稱實定法，與之相對的概念為自然法。

（為了促進健康，要犧牲人民的財務自由、醫療服務提供者的營業自由來辦強制納保、單一保險人的健保嗎？），也可能是實際生活中的境況變化多端，而法律修訂緩不濟急，或難以事先完整考量諸多細節。

簡言之，法律可能可以明訂一種最多人接受的共識版本，[6]做出原則性的權威宣告，但在人們集體行動的過程當中，總是會遭遇到許多不同版本的倫理價值的挑戰。這些多元的倫理觀點，是人們每日共同生活的實況，也是健康政策制定和實施的環境條件。當倫理衝突發生時，公衛從業者要能夠釐清衝突各方各自擁護（通常甚至不會明說，是隱藏在言語背後）的倫理主張（潛台詞）為何，並且要能權衡各倫理主張，提出一個倫理上最可行的處理之道，這其中有些最終或許會透過法律的形式來呈現，例如修法改變一項不合倫理的現行規定，有些或許是解決單一個案而無涉修法，有些或許是旨在促進我們共同追求美好生活，也不見得與法律有關係。以上簡要區分了倫理、公共衛生倫理與法律的關係。

說到民主國家的脈絡，這是本書分析比較不會去動搖的一個大前提。公共衛生倫理的文獻中，絕大多數的討論都以「發生在民主國家的公衛介入倫理議題」為前提，時常連提都不會提及，天生自然一般。至於我們台灣人，或

6　當然，法律被制定出來，可能更多時候並非倫理共識的結果，而是單純的實力輾壓或均衡結果。

廣泛東亞人民、亞洲人民，就沒有如許多公衛倫理研究者那麼幸運，我們的民主是相當晚近才爭取而來，時常顛簸，甚至還不斷籠罩在威脅和侵略的陰影之下，對我們來說，民主並不是那麼「自然」。儘管如此，因為探討篇幅與聚焦所需，以及部分也是因作者生活與政治經驗侷限，本書並不打算質疑民主作為一種政治體制安排（包括選舉以及其他一系列的權利保障與權力制衡機制）的倫理優越性，或為其辯護——那會（很不幸地在這個時代）是另外一個龐大的工程——本書打算就直接接受這點，但會討論在此前提之下的邊界問題與其他公共衛生倫理問題。

以學術發展而言，公共衛生倫理已經在本世紀初成為一確立的研究領域，第一本指標性專門期刊《公共衛生倫理》（*Public Health Ethics*），於2008年由牛津大學出版社（Oxford University Press）開始發行，其餘也有很多份刊物，從原本關注比較生醫倫理的導向，也跨足處理群體層次健康的倫理問題，也有些應用倫理的刊物，持續都有在關注公衛相關議題。在國內的研究，主要是由醫學背景學者以及法律學者開拓公衛倫理的領域。就醫學相關而言，關注公衛倫理乃是研究者之關懷超越臨床範疇以後的自然發展，許多個別的醫病關係，影響力或是共通性擴大到一個程度之後，就會成為群體之間的關係，越來越涉及資源整體分配，以及國家的政策介入，而溢出臨床場域。法律學者關注的則是法律的應用，討論重點有時較偏向法理、法條之推導，以及與現存法體系的一致性考量等，由於公

衛法律與衛生政策緊密結合，法學研究最後也對政策有相當啟示意涵。部分對於應用議題較有興趣的哲學背景或政治哲學背景學者，也有關注於公衛倫理議題，研究主軸比較偏向倫理理論之發展與應用。以上是極度簡化的概說，由於公衛倫理整體而言，在台灣國內相對較晚發展，幾乎每一位耕耘於此領域的學者，都有很特殊的發展歷程，相關研究成果也有許多累積。本書跳脫公衛倫理領域常見的議題導向分析，嘗試從整體架構層面切入，從現在到未來，從在地到普世，建構可以應用於思考不同層次公衛政策的觀看視野。

除了學術領域以外，由於國家高普考試之衛生行政相關職系，多年以來皆有「衛生法規及倫理」之考科（2021年開始舉辦的公共衛生師考試也有，詳見本書第八章），坊間有許多教科書與自修、補習書籍，主要內容是介紹衛生相關法律內容，以及重要時事議題的爭議與修法進展，比較屬於基本知識建構，而非於學術寫作。

本書預設讀者為公共衛生倫理研究者、對健康公衛議題有興趣的應用倫理、政治理論學者，當然，更重要的是公共衛生及相關領域的學生、研究生（包括想要進入公衛領域但仍在猶豫者），以及從職場重返校園的公衛實務工作者——所有最廣義涵蓋的「公共衛生學徒」。閱讀本書，或許能夠透過釐清問題的核心，而減少吾輩身為公衛學徒的一些焦慮（但是很可能會產生其他更多的焦慮，這是本書的副作用）。

另方面，本書也是寫給所有關心公共衛生，或說某種群體健康的朋友閱讀。確實，幾乎所有公共議題都與健康有所關聯，但這些關聯並不是每個面向都有相同重要的意義，本書透過對公衛學科本質探索及限制的反省，能使各個專業領域人士，以及一般社會大眾更為瞭解、進而認同公共衛生所努力的目標，或者更棒——說服大家一齊為此目標在不同的位置上努力。這是我私心期待。

至於，對公衛相關領域國家考試（特別是高普考衛生行政、衛生技術）的考生而言，我會建議，決定準備考之前可以閱讀，考上之後請務必閱讀，若是正在準備當中的話，單就考試準備技巧而言，我不建議閱讀本書，一來無益立即提升分數徒然浪費寶貴時間，二來恐怕有混淆觀念、動搖價值信念的危險，但另一方面，以不打書、單就過來人的立場而言，我心底卻又十分推薦準備中的考生來閱讀。

章節安排

本書分為「現在」、「可能的未來」和最後的「實務補論」三篇。在第一篇「現在」之中，探討的是公共衛生與廣泛福利體系當下的「邊界問題」，包括公共的邊界，以及學科本身的邊界。第二章正面回應前述第一道難題：公共是誰？如何劃定？有什麼倫理意義？辨別這個公共的邊界，以及行動的公共性，對公衛工作來說實屬必要。第

三章，我們從地方國家層次，提升至全球層次，探討在世界各國之間、在人類這整個物種之間，甚至跨物種之間，我們對彼此的健康責任的範圍在哪裡？有可能存在一種全人類之間，或是跨物種之間的「團結感」（solidarity，或譯為連帶感）嗎？本章將指出全球衛生倫理中，潛在的「普世主義」與「在地主義」之間的衝突。第四章探討「普世主義」的其中一種版本，也就是健康人權，此普世主張已成為公衛領域的主要道德高地，但健康人權的理論起源，以及在社會倡議上的實踐為何？本章主要回顧美國及台灣（考量二戰後台灣公衛學界主要追從美國而發展）的狀況，並且以能力途徑來為人權的倫理基礎辯護。

　　進入第二篇「可能的未來」，我要處理的是現在與未來之間的邊界問題。起首的第五章，是本書唯一修改自已經發表過文章的章節，但讀者可以發現，這章對於連結現在與不特定未來的「永續性」（sustainability，或譯為可持續性）[7]概念的梳理非常重要，所以我仍然將它翻譯並修改過後（與本書前後融合，並且放入較多探討台灣案例的篇幅）放在本書當中，我回顧此概念的規範意涵，討論當我們說我們要追求永續發展（例如全民健康保險要永續經

---

[7] 我曾在某次演講中受到與會學者林益仁教授的提點，指出「永續」一詞的中譯，具有相當程度自大傲慢的意味，這個世界上有什麼東西是真的能永遠存續的嗎？就算有，會是人類的能力範圍所及嗎？我個人相當贊同這個見解，但只是囿於習慣，在台灣的中文語境中仍慣用「永續」，本書也繼續沿用。以上略以說明。

營）時，我們做出了什麼承諾（commitment）？第五章附篇〈照顧考，或二十一世紀台灣長照制度啟示錄〉，是一則政治寓言，是篇不太算符合標準學術體裁的創作，但該文是我對於此問題思考成形的起點，故特別收錄。永續承諾與民主政治可能存有什麼無法化解的內在矛盾？無論如何從制度上設計，未來世代的利益和偏好總是難以被納入決策考慮之中，第六章對此民主政治難題有完整探討。第七章，我講出了我自己目前對邊界難題的部分回答，主張團結在台灣健康體系之下的台灣人，就是我們台灣的公共衛生學徒所要促進健康的那個公共，但這種理解，會讓我們在全球衛生合作之中的位置顯得特別尷尬，最終我們或許仍是需要走向一種道德的普世主義，而「關照民族主義」是能夠滿足這兩者的公共情感。

最後，第三篇附上「實務補論」兩章，用以補充前述兩道難題抽象探討，落實在公衛實作當中的具體操作，亦同樣重要。第八章完整回顧台灣公衛界作為一種「專業體」的發展歷程，以及自上世紀末以來嘗試推動的公衛專業證照化「公共衛生師」之歷程，並探討未來可能遭遇的公衛「專業倫理」（professional ethics）難題，以及可能的應對之法。第九章則是提供易於實際操作的公衛倫理分析架構，讀者可以用來分析自己在專業工作中、生活中遇到的，覺得好像哪裡「怪怪的」公衛健康議題，檢驗看看是否真的哪裡可能存在有倫理爭議，又應該如何解決。

「公共及其邊界的倫理意義不明」與「健康優先價值

的無所不包的虛無」這兩道公衛學徒的難題，希望在讀完這本書之後，不要說能夠直接得到解答（雖然我有時的確會提供一些我自己認為的答案），但至少能夠稍微促進大家思考，或至少吸引大家繼續去挑戰既有的價值觀、去追尋這些有趣問題。

第一篇
現在

PART I：The Present

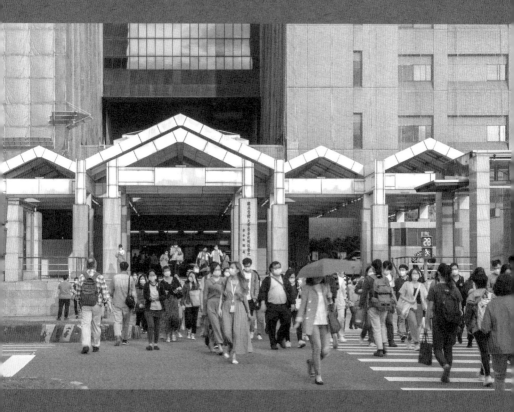

我們在當下的生活中，隨時都在做出倫理決斷，過一次馬路，看一次醫生，繳一次健保費，但我們是誰？我們擁有什麼權力？我們處於世界中的什麼位置？這些問題的答案，又如何幫助我們做出判斷？本篇提供初步的線索。

2
公共衛生的「公共」

The "Public" in Public Health

　　第一篇以討論公共衛生的「公共」是什麼開始。這是什麼奇怪的問題？或者説，這為什麼會是個問題？公共衛生直觀而言，指的就是一群人、而不只是一個人的健康狀況，包括被動的疾病預防與主動的健康促進。這樣理解自然是不錯，不過本章想要論述的，正是若我們僅有這樣的群體理解，還不夠支持我們進行符合倫理的公共衛生工作，或是幫助我們在公衛工作中遭遇到倫理難題時做出較好的倫理判斷。這個問題之所以重要，乃是因為公共衛生具有某種「公共性」的特質，並不只是化約式的、將所有個人相加起來即可，在健康的概念定義上是如此，在採取的共同行動意義上也是如此。

公共衛生倫理的三個基本問題

對公共衛生的「公共」問題探討，John Coggon與Lawrence Gostin的分析最有洞見，他們主張，構成公共衛生公共性的理由，就是那些可以證成政府正當介入人民生活的理由，以及可以證成政府徵收人民財產進行重分配的理由（Coggon & Gostin, 2019）。這兩類理由，分別對應著公衛倫理三個基本問題之中的兩個，也就是「家父長主義式的問題」（paternalistic problem）與「分配問題」（distributive problem），但他們對於公衛倫理的第三個基本問題「邊界問題」卻缺少探究。

家父長主義簡單來說，就是為了當事人好（不論此處好如何定義），限縮當事人的自主選擇空間，逕行為當事人做出生活或行動安排，並且認為這樣的做法在倫理上是正當可接受的做法。對於家父長主義的懷疑，是一種在（特別是歐美）自由民主社會中，對於政府發動的公衛行動以及更廣泛任何政府行動而言的基本立場，人們會先預設政府不應該介入人民生活、限制人民的自由、剝奪人民的權利，每個人都是自己的利益的最佳判斷者，因此除非有什麼正當的好理由，例如，某政策可以用微小的成本就大大地促進群體的健康，政府才能為了每個人好，而代替每個個人做出可能違反個人意願的決定。我通稱這類思考架構關注的公衛倫理問題為「家父長主義式的問題」，多數的公衛倫理討論，都是圍繞著這個問題在打轉。甚至可

以說，公共衛生倫理這個次領域之所以會發展出來，主因之一就是當代衛生工作無法迴避做「家父長主義式」政策介入的必要，而既然當代生醫倫理（biomedical ethics）或生命倫理學（bioethics）已經發展到幾乎要將個人自主（autonomy）放到最優先地位，那它們也就越來越無法處理鑲嵌於人民和國家緊張關係之間的公共衛生倫理了，如此，公衛倫理就有其發展需要和契機。如James Wilson就很睿智地指出，基本上沒有「不家父長主義式」的公衛政策，只要是由國家強制力背書、介入群體健康，就無可避免地有家父長主義那種幫人民做決定的色彩，衛生政策（如果我們在此將政策定義為由政府所執行的介入）本質上就必定為家父長主義的實現（Wilson, 2011）。

家父長主義式的政策介入管制人民的行為，這是公衛政策中非常普遍的措施，規定騎機車要戴安全帽、學校不能賣高糖分飲料點心、這裡那裡禁止吸菸、食品環境職場衛生安全等，除了這些之外，政府不只規定行為本身，還時常課徵人民的財產，進行某種有利於促進健康、預防疾病的重分配，我通稱這類問題為「分配問題」。全民健康保險是一個鮮明的例子，平常好端端的大家都健健康康活蹦亂跳，但政府卻要求每個人、每個月都必須繳納健保費，用以支付那些正在生病、需要看醫生、吃藥、做手術的人的醫療費用，透過健保制度，資源（金錢）在健康者與不健康者之間重新分配。分配型的公衛政策，肯定也包含前述第一個「家父長主義式的問題」，因為不管是徵收

健保費用來支付醫療費用，還是徵收其他一般稅金來支付其他公衛政策，這些也都是政府的強制介入作為，基本上個別公民是沒有拒絕空間的。但除了介入影響個人行為，要依據什麼原則來進行分配，是「分配問題」最關心的事情，這之中，涉及最多的學術討論就是援引諸正義理論的健康正義，試圖釐清怎樣分配資源，才是最正義的方法（Daniels, 2007; Ruger, 2009）。

不論是「家父長主義式的問題」或「分配問題」，在這兩類型的公衛倫理辯論之中，基本上都已經預設了某個具有邊界的最高政治權威存在，簡單來說，就是政府。是以，才會有政府如何正當地介入人民生活、如何正義地分配資源等考量。而且在這些討論之中，幾乎都直接預設，這個政府會是個自由民主政治體、服膺於憲政主義（以及在特定國家，聯邦主義）所構成的政府。但是往前退一步，這個政府究竟是從何而來？由誰構成？如何構成？其政治權威依據為何？有效範圍之邊界為何？這些制度脈絡經常並未言明。這就是我說的「邊界問題」。在公衛倫理研究中，「邊界問題」受到低度討論，我將在本章論證探究「邊界問題」並且辨識出一個「倫理公共」（ethical public），在倫理上與公衛專業實務上的必要性。

加總式與關係式的群體健康

儘管「公共衛生」本身是個相當具爭論性的概念

（Beauchamp, 1983；Nijhuis & Van der Maesen, 1994；Verweij & Dawson, 2012；江東亮，2017），公衛首先是研究和介入群體（population）而非個體（individual）的健康，這點應該沒有疑問。這裡說的群體，可歸納出兩種理解類型，一種群體是加總式群體（aggregative population），另一是關係式群體（relational population）。

加總式群體，直觀意義而言，就是所有個體加總在一起而集結成的群體。這是公共衛生，包括流行病學、生物統計、人口統計、健康服務使用等次領域的基本方法。一些健康的人，加上一些不那麼健康的人，數值計算在一起，可以得出這群人的五歲以下嬰幼兒死亡率、那群人當中某疾病的盛行率等等。加總式群體當中的個人，因為統計的關係，集結成了一個特定群體。這些個人彼此之間的關係是平等的，你有某疾病（1）、我沒病（0），你每個月運動二十天、我三天，在最後平均起來的群體數值中，我們各自貢獻的數值效力相同，且可相互共量。加總式群體的概念對於公衛領域研究者而言應不難理解。

這種對關係的理解，通常也隱含著效益主義（utilitarianism）的倫理理念，例如，在實證上測量完某疾病的盛行率後，接著推演出「在群體中，某疾病的盛行率越低越好」（即群體總效用最大）的規範判斷。到了做出判斷的此時，就不單純只是加總的議題了，在這個群體中，某疾病的盛行率越低越好，意味著接下來的公共衛生介入，某種程度而言是倫理上正當的，我們會宣稱，為了

這個群體的好處，我們要採取某措施，以壓低該疾病之傳染率或發生率。此時，我們已進入一種關係式群體的理解方式。

關係式群體，是將所有個體依照其互相依賴的程度、彼此在結構中的位置等，所建構出具有倫理意義的群體。所有個體生存在社會中的實況，某些時候會互相依賴，某些時候行為的正負面後果會互相影響，因此在一定的邊界（boundary）之內，這些個體之間的關係會有倫理上的意義，而集結成一個群體，或稱「社群」（community）。[1] 例如，論者有謂：「政府應做好病媒管制，確保民眾免於傳染病威脅的權利」。這句陳述並不是在說隨便一個政府，他可能是在說台灣政府，或美國政府，或其他，但總是某個政府，而那些擁有「免於傳染病威脅權利」的民眾，也不是隨便一群民眾，而是某群與論者相關的民眾。

在現在常見的意義中，這個政府或民眾的邊界似乎就等同於主權國家，通常是這樣沒錯，但也不盡然，有可能是限於區域、都市、村落的邊界，也有可能是跨國區域（如東亞、北非）、甚至全球社會等。例如，前例中的論者，若為世界衛生組織政策報告撰寫人，則其所謂「政府」可能意旨「各國政府」，其所謂「民眾」為「各國民

1　這個概念，我最初是啟發自Dan Beauchamp的討論，在美國公衛領域專注於國家於人民、集體與個人的關係辯證時，Beauchamp試圖重振公共衛生的「社群」傳統。請見Beauchamp（1983, 1985, 1996）。

眾」，但此處之「各國」，仍不是隨便的各國，而可能是專指世界衛生組織所屬各會員國。總之，關係式群體的界定，在於群體中的個體彼此之間具有某種倫理意義的關係，彼此結合為一特定的「社群」，不少學者對群體之認識皆可歸類於此種理解（Beauchamp, 1983, 1985; Callahan, 1990; Callahan & Jennings, 2002; Jennings, 2007, 2019; Krishnamurthy, 2013; Meulen, 2017; Morone, 1997; Prainsack & Buyx, 2017; Stone, 2017; Verweij & Dawson, 2012; West-Oram & Buyx, 2017）。

　　基此，若採用關係式群體的理解，公共衛生的「公共」就具備了深刻的倫理意涵。本章之目的，即為提出對此「公共」概念進一步的架構分析，並且論證此架構分析對於整體巨觀層次之「公共衛生倫理」和專業認同建立以及對組織、個人執業層次之公共衛生「專業倫理」之重要性。

倫理公共及其邊界

　　具備倫理意涵的這個「公共」（public），不再只是任意一群人的加總集合體，而是某個「特定公共」（*the public*），或稱之為「倫理公共」（ethical public），這群人彼此之間的關係有特定意義，這群人也有一定的邊界。參考普遍通行的CEA Winslow定義，公共衛生「……確保社群中的每個人擁有一定水準以上、能夠維持健康的生活」（"...will ensure to every individual in *the* community a standard of living adequate for the maintenance of health.")

（斜體為我所加，後同）（Winslow, 1920: 30），其中所指的「社群」，其邊界並非隨意斷定，而是有特定意義，即為相同道理。因此，當我們自陳，我是公共衛生從業者、研究者，我其實是投入某個「特定公共」的健康促進活動、疾病分布調查、職場安全保護和環境汙染物防治。如此，接踵而來的倫理問題便是：為何我要為這個特定公共的健康而努力？為什麼這群人和我之間具有某種（與其他人之間）不一樣的關係？此關係的倫理意義為何？這是公共衛生的「邊界問題」。

研討此問題的重要性，在於其影響了公衛從業者、研究者自我專業認同存在的倫理正當性證成。如果我並沒有因為什麼特定的理由而去為這個「特定公共」的健康而努力，我便陷入了一種專斷（arbitrarily）劃定邊界的危險。其他人可以挑戰我：為什麼是這個、而不是那個公共？你為什麼要關心台北人的健康，不關心麥寮人的健康（地理）？你為什麼關心公立大學生的健康，不關心連大學都上不起的青年的健康（社經、階級）？你為什麼關心台灣人的健康，不關心史瓦帝尼人的健康（民族、國家）？這些例子可以一直舉下去。我們必須知道邊界，才能夠界定「成員身分」（membership），也才有行動的主體，可以追求共同目的，也才可能以此目的來合理限制個人自由（Jennings, 2015）。

這個挑戰是公衛專業與其他專業非常不同之處。多數

的專業人士，運用其專業技能進行業務或研究，其對象是不特定的大眾。一位醫師，能夠診斷疾病；一位工程師，能夠設計橋樑；一位程式設計師，能夠寫出人臉辨識app，這些服務的對象並不限於特定公共。當然，其中的個人可能有他們私人的（private）倫理理由，而去為特定公共服務，但這並不是專業的要求，例如，一位熱愛專制祖國的程式設計師，可能一心投入研發能將意圖顛覆國家份子快速辨別出來的人臉辨識app，但這些私人理由，與其所屬專業本身並無關係。有些公共性較高之專業體，可能也有將公共納入考量，而有其劃定之規則，例如，在現代主權國家的國際秩序下，幾乎所有專業體或多或少還是有最起碼水準的法定公共義務，例如，醫師遇到感染有法定傳染病的患者，有通報義務；醫事、社工、教保、戶政村里人員等，遇有兒童受虐情事也有通報義務，在此脈絡中，公共的邊界已經很明確，就是該國立法機構代表及法律效力所及之地。

公衛專業的要求則不僅止於最起碼水準，也不僅只是把公共納入專業考量，而是把公共置於專業的核心地位，公共衛生這種內建的「公共」想像，使得從業者與研究者無法逃避對特定公共劃定正當性之合理評判。在專業訓練和個人生涯中，可能因為諸多因素，使得個別公衛從業者與研究者認為不需要劃定特定公共，或是在默示之中被動不去採取特定公共的思考，以下歸納三種迴避倫理回應的類型。

其一，從根本哲學上完全不採取關係式群體的理解，僅採用加總式群體。或許單純就技術方法而言，生物統計、流行病學研究設計、健康促進之行為改變術、汙染物之測量、工廠作業環境之控制等，確實僅需要加總式群體之理解，即可順利進行研究或完成業務，在教育訓練、技術培養上亦無問題。至於實際投入執業或研究時的對象，就如前述其他專業一樣，依照私人倫理理由去選擇便是，公衛專業本身對此不置一詞。

其次，單純以個人實務角度來回應。從業者、研究者個人的時間精力有限，專長方法有別，隨著個人生涯經驗、個性、自我選擇以及許多偶然原因，最終進入到針對某個特定公共的工作或研究，這個結果是許多結構因素與隨機因素所造成，個人並沒有什麼特別的選擇空間，因此即使不能夠提供什麼特定的倫理理由來說明特定公共如何劃定，也是合情合理。

第三，提供普世主義的答案。例如，台大公衛系畢業生須宣讀之《公共衛生精神誓辭》，亦有類似醫師誓辭之平等對待主張，節錄如下：「將尊重與關懷每一個生命，無關乎貧富貴賤，務必使其免於疾病侵擾，將善用所學，使人與環境共存共榮，將盡心竭力，為人類健康謀求未來」（陳為堅、江東亮，2010）。部分較具公共性之專業體，也可見到類似要求，例如，醫師誓辭要求不論身分平等對待病人，社工倫理守則要求「每個人都能獲有人性尊嚴的生活條件」。既是全人類，就不用劃定公共的邊界了

罷，邊界就是人類這個物種。

　　基於種種現實限制或是制度慣性，這三種理由可能被人們所引用，進而迴避如何劃定特定公共的倫理挑戰。然而我認為，公衛專業認同之建立，以及專業內容訓練，不能躲避此挑戰，且必須最低限度地採取關係式群體的理解。以下說明理由，並一併回應前述三種迴避方法。

關係式群體理解對公衛倫理之必須

　　公共衛生從業者或研究者，必須考慮關係式群體的理解，是因為公衛介入，根據前述Winslow的定義，勢必為群體層次、「有組織的社群力量」（organized community efforts）之介入（Winslow, 1920），如此集體力量對於個人行為及生活的介入，必須要有其倫理正當性以合理化社群對個人自由和權利所做出的限制。如Bruce Jennings所言，公共衛生倫理就是「介入的倫理」（the ethics of intervention），這可說是當前文獻中對公衛倫理最為精闢的定義，也是公衛領域中長久以來爭論的論題，以群體健康、公共安全為名的政策介入，何時能夠合理、符合倫理地限制個人的自主。

　　對Jennings來說，符合倫理證成的介入，是在「正確肯認」（right recognition）和「正確關係」（right relationship）之實作下進行的政策介入（Jennings, 2015, 2019）。「正確肯認」指的是社群成員確認彼此的道德地

位（affirming moral standing），例如對彼此應該擁有的權利、自由、尊嚴和成員身分（membership）的肯定和認可；「正確關係」指的則是社群成員互相關照（paying attention）彼此的需要，例如適時回應彼此的福祉、受苦和脆弱性（Jennings, 2019）。Jennings對於何為正確肯認和正確關係，有提出一套他自己的版本，分別為「團結感」（solidarity）和「照顧」（care），在此不繼續深究，重點在於，合乎倫理的公衛政策介入的這兩個條件，只可能在關係式群體之中存在。因為我們幾乎不可能想像，一個無邊無際、或是專斷劃定邊界的群體，其成員之間有什麼互相負有的權利義務、自由、尊嚴和成員身分可言，或是去想像，他們會特別去關照彼此的什麼需要，如此，對於他們來說，任何「有組織的社群力量」想要去介入他們的生活、促進他們的健康，也就沒有倫理正當性基礎可言。可以這樣說：若沒有關係式群體的理解，任何公共衛生行動本身即為倫理上不可能。因此，不應僅採加總式群體，而完全不採取關係式群體的理解。

關係式群體理解對專業倫理之用處（和必須）

或有論者以為，這是從巨觀架構來看待「公共衛生倫理」，對於身處組織中的個別公衛從業者或研究者之「專業倫理」而言，並不用這麼要求關係式群體的理解。這與前述第二種迴避方法，強調個人侷限之說近似。誠然，從個

人貢獻其技術於業務或研究以謀生之角度觀之，似乎沒有探討其職場所謂關係式群體理解為何之餘地。例如，一位職業安全衛生人員，其所服務之某間工廠、公司（在此工作或為畢業時市場動態、人際介紹之結果），或衛生行政公務員服務之某縣市衛生局（在此工作或為考試分發之結果），即為「那個」群體，採取加總式或關係式之群體理解（或沒有任何理解），好像完全不影響他們的每日工作。

其實不然，因為在執業過程中的某些時點，公衛從業者很可能會遭遇到公衛專業責任與雇主利益之衝突，而此衝突只可能在關係式群體的理解下發生。延續前述職安人員例子思考，某日他可能發現，自己服務工廠之員工有某系統性職業疾病產生，憑其專業究明原因後向雇主提出修改製程避免員工暴露有害物質之建議，並準備向主管機關提出員工之罹病原因分析報告，此時雇主雖答應修改製程，但要求其協助掩飾員工健檢成果，並且不要向主管機關報告。依據職安人員之專業職責，應無視雇主之要求逕為報告，這不只是專業倫理，可能也是法律規範，並且規定雇主不得因其依法報告而將其解僱。假設某國家在法律上賦予職安人員此種權利保障，乃是基於「該特定國家社群」整體成員對彼此在職場衛生的保障肯認，故而賦予法律、政策介入私人僱用關係的權力。甚至，即使法律沒有如是規定，職安人員單憑藉其專業倫理，也可能做出逕為報告的決定，雖然遭雇主報復性解僱，但可能獲得國家社群中其他雇主的肯定進而僱用、不致失業，他的行為亦會

獲得專業組織的肯定以及社群普遍的讚揚。[2]

　　採用關係式群體理解的專業倫理，才可能發生上述衝突。對社群而言，此衝突是好事，能進一步確認彼此在職業衛生上的權利保障，並關照彼此因工作傷害和職業病造成的各種醫療、經濟、復健復工需要。總之，個人固然受限於其就業環境與謀生必要之偶然性，看似沒有探討群體之餘地，但在某些關鍵時刻，關係式群體的理解，對於個人執業和公共衛生作為一種專業之專業倫理，仍能夠派上用場。可以說，不見得必然需要關係式群體理解，但此種理解相當實用。至於研究者，如果我們本對研究者之動機產生有較多期待（而不只是歸因於個人謀生之偶然性），亦可合理期待支撐其動機而研究某群體之倫理理由究竟為何。

　　其實，若觀察被美國公共衛生學會採用之初版公衛專業倫理守則《公共衛生倫理實作原則》（Principles of the Ethical Practice of Public Health），該文件在前言中特別強調，公衛的「一個關鍵信仰……就是人們之間的互相依賴，這是社群的本質」（"A key belief …is the interdependence of people. This interdependence is the essence of community."），該原則本章中亦多次提到「社群」（community）一詞（Public Health Leadership Society, 2002: 1），就其內容脈絡觀之，其所謂「社群」即為關係式群體的理解方式（有關

2　以上為假想案例，更多實際職安人員之專業身分衝突困境，可參考台大鄭雅文老師團隊的研究（夏韻筑，2019；鄭峰齊，2013；鐘翊華，2015）。

專業倫理詳見第八章）。假若我們大致同意這個版本的公衛專業倫理守則，則可以說，關係式群體的理解對於公衛專業倫理而言仍屬必須。

最普世的版本

或有論者以為，本章過於狹隘地詮釋了溫氏的公共衛生定義，「確保社群中的每個人擁有一定水準以上、能夠維持健康的生活」其中所謂之「社群」，以及公共衛生之「公共」，皆係指不特定個人之人類整體，如世界衛生組織在訴諸全球衛生團結時，又如台大公衛系採用之誓辭，「將尊重與關懷每一個生命」（陳為堅、江東亮，2010），在在顯示公共衛生之專業關懷為所有人類。江東亮曾引用Institute of Medicine，簡要定義公共衛生為：「以健康平權為目標，社會為確保人人享有可以健康生活的條件，而集體所做的種種努力（江東亮，2017：425）。

其實，此類論述不是躲避倫理挑戰，反而，是直接給定其中一種倫理理由版本，也就是主張：我們所關心的那個特定公共為「全人類此一物種」。可能基於許多不同理由，諸如對人性尊嚴（human dignity）（Nussbaum, 2007）、普遍人權（Ruger, 2006）的肯認，或是基於同物種間的人類團結感（human solidarity）（Reichlin, 2011），或是訴諸天神（God）等宗教理由，這種回應其實已經進入了關係式群體的理解方式，並且正面回應了「公共」想像的

倫理挑戰，將其特定公共的邊界劃定為人類物種，甚至是整個地球生態圈（例如，台大誓辭中的「使人與環境共存共榮」之說）（陳為堅、江東亮，2010）。這可以說是種最為普世（universal），也最為理想（ideal）的「公共」想像，而相對應的，也正是因其「特定」之邊界範圍最廣泛、最為不特定，雖然在倫理挑戰上的阻力最小（如果我們二十一世紀人類倫理對於人權還有那麼點在意的話），可以預期主張此論者在聲索資源進行具體公衛介入時，勢會遭遇到最為頑強的挑戰。

公共衛生專業的公共性

處理完了公共衛生之中的健康概念理解以及邊界問題，接下來是公衛作為一門專業——包括知識體系與實作——與其所處的社會與政治環境的關係為何的問題。這個問題是公共衛生「專業倫理」的問題。我在本章以下部分，將聚焦於這門專業與公共的關係來進行分析，至於公衛專業本身的發展，以及「專業倫理守則」之內涵等實務問題，我將在第八章中詳加討論。

公衛是非常入世的專業，它回答的是實際的健康問題，它的根本關懷是：有沒有用？有用，意味著做某個研究、某項介入、某個政策、一切的公衛治理作為，確實能夠有效達成某些意欲的目的，而且達成越多、越有效，就越好，這種倫理判斷即是依據效益主義原則。這些目的可

能是促進健康、預防疾病、延長壽命、省錢、省人力、保障某種權利、實現某種集體的願望。這幾乎是一切公衛知識和實作的正當性基礎，沒有用的知識和實作，甚至根本不被視為公衛知識或實作。

（一）公共關懷

從這些「用」之中，展現出的公共衛生的「公共性」，就在於這些「用」不是私人的用、不是私人的願望，也不是專屬於某群人、而排除另群人的用，這些「用」是大眾、所有人所一齊享有、一齊追求的用。這是公衛的「公共關懷」（public health for the public）特性，它並不只是關懷所有個人之用的加總，更是關懷個人所構成「社群」的、存在於結構之中的用。

在個別的政策層次而言，所有的健康政策都要回答這個問題：這個政策，是否意在促進某種「普遍的」的用？從醫療人力管制、全民健康保險、工作現場安全防護要求、游泳池水質檢測、傳統市場食品安全抽查，到COVID-19防疫作為，這些政策所要實現的，是否皆為「普遍的」政策目的？具體實施過程，是否會造成非意圖的、可能危害前述「普遍性」之後果？要如何修正？

在巨觀的社會、政治、文化、經濟結構層次而言，健康政策，以及其他可能影響人們健康的政策，其功能也必須依此來審視。政策對於社會不平等、全球化下跨國經濟活動造成的社會不平等與惡化勞動條件，有什麼用？政策

對於從不潔環境與傳染病轉型為慢性病與新興傳染病的疾病模式，有什麼用？政策對於醫療化、市場化以及隨著生醫科技發展而個人化（精準化）的健康相關服務，有什麼用？政策對於小政府而凍結甚至削減的衛生行政能量，有什麼用？

（二）公共組成

不是說社會不平等、惡化勞動條件、健康服務醫療化、市場化、個人化這些現象本身就一定有問題，有沒有問題要看這些「用」是如何判斷，以及交給誰來判斷。這就涉及到公共衛生第二個公共性：公衛不僅是關心大眾的、普遍的用，公衛本身也是由大眾的視角來建構出來的，這是公衛的「公共組成」（public health of the public）特性。

人們如果認為，「因病而貧、因貧而病」的悲慘循環是無法接受的事，不應歸咎個人的不幸宿命，而應是全體的責任，那全民健康保險政策就該提供人們普遍、可負擔的醫療服務；如果職場的安全衛生防護、基本工資待遇，是確保受僱者工作尊嚴的基本要求，而非雇主降低成本、獲取利潤的正當方式，那職安與勞動政策就應介入；如果醫療因為其高度專業、高度地位，而為應受政府管制的特許行業，不應為市場上的自由交易，那相對應的公共服務，以及營業、價格等管制，也就應該實施，如果人們是這樣判斷的。這些是政治的判斷，也是倫理的判斷。

（三）公共代理

當然，從專業技術的角度來說，這個大眾的視角，可能只是某種擬似視角。公衛實作和健康政策之中充滿了許多原理、知識和操作技術的細節，一般大眾幾乎不可能掌握，就連要理解也是有些專業門檻存在，這是現代社會分工之下無可避免的事，因此，這些部分只好交給衛生從業人員以及衛生行政部門來代為處理、代為判斷。如此，公共衛生工作和民主政治一樣，都會遭遇到「代理人問題」，也就是要怎麼確保作為代理人的公衛部門，能夠確切反應、實現委託人（大眾）的判斷？兩者之間產生落差時，要透過什麼機制來課責？這是公共衛生與其他許多專業領域的根本不同特性。這是公衛的「公共代理」（public health by the public）特性。

以個人或法人（如公司）為互動單位的各種醫療、法律、會計等專業，他們首要服膺的是自己的專業倫理守則，其次即為委託客戶或案主的期望、需要與信託。公衛的案主卻不是任何個人或法人，公衛的委託者是大眾整體所組成的社群，而且這個社群的需要與判斷，並不等同於構成社群的所有個人的意志加總而已，而是有一種更高的、社群的意志。公衛專業從業者與研究者的角色，除了盡可能做好這個意志的代理人以外，也要盡可能發揮本身的知識與經驗，告知、建議（甚至可能在某些必要時刻輕

推、誘導）[3]大眾，應該如何下判斷、做決定，會較能真正符合社群的利益與意志。因為個人可能是自己利益的最佳判斷者，但由許多個人組成社群時，其中的個人並不見得會是社群利益的最佳判斷者；有時甚至剛好相反，個人的私利會造成其做出不同於社群利益的決定，個人有限的知識與經驗以及時間成本，也時常會造成無法蒐集、評估完整資訊，而無法做出最佳社群利益判斷的結果，受社群委託的公衛專業人員要盡可能避免這種情形發生。此外，公衛專業人員也要以更廣泛的治理角度來與不同的利害關係人或是政策關係人一起工作，以確保公衛介入的預設價值與社群價值之間不至有過大衝突（Ortmann et al., 2016）。

公共衛生行動的內在衝突

基於以上三種公共性的公共衛生行動，不論是否是由現代意義的國家（state）所發起，都必須要以某種集體認可的政治權威為基礎，也就是某種形式的組織力量。在當代意義而言，這種力量幾乎無可避免的是「政府」。已經沒有任何非政府組織，能夠擁有政府如此無所不包的權力範圍，特別是隨資訊科技的爆炸性成長，政府可以合法取

3　輕推、誘導英文為nudge，簡要說，就是在不採用強制介入、也不改變經濟誘因的狀況下，透過改變環境設計，引導人們改變行為的作為，原為行為經濟學領域之概念，也應用於健康相關政策之中（Engelen, 2019; Thaler & Sunstein, 2008）。

得、監測、運用任何人民的資料，搭配上政府具備的合法公共強制力（暴力），成為最能有效推展公衛政策的實體。私人組織，尤其是所謂跨國企業集團，在許多層面擁有超乎國家政府的力量，甚而有主權國家消亡論之興起，但在公衛領域，這些集團的力量難以發揮，一方面是沒有誘因，另方面他們終究無法取得如政府一般的政治權威。

公衛行動於是幾乎與公共政策畫上等號。但與此同時，弔詭的是，公衛越需要以政府來行動，對於齊一性、同質性、專業性、科層行政理性的要求就越高，如此反而越會壓抑地方性、特殊性與不同意見的存在空間。公衛行動也因此越會脫離大眾的生活經驗，而成為菁英所擘劃的理想、現代、文明的計畫。這種計畫可以在一面倒推崇「現代化計畫」的社會氛圍之中獲得普遍支持，公衛畢竟就是現代化的支柱之一。但若面對開始試圖反思的社會，即使不公然受到大眾挑戰，也會遭遇消極抵抗，小型、非主流的次文化或社會群體的各種機制會應運而生，阻撓公衛行動進行。

有些時候，這種計畫很容易獲得合理化。新興傳染病如COVID-19大流行就是很好的例子。大規模的染病、死亡迫在眉梢，公衛專業擅長施展的效益主義論述可輕易伴隨恐懼讓人們接受，可預期的抵抗相對輕微。但即使恐懼也具有相對性，防疫作為若危害到大眾生活根本需要的滿足，抵抗的力道就會逐漸加強，公衛行動的成本也會大幅上升，政府合法基礎也跟著動搖。作為幾乎唯一合法行動

者的政府，此時將會不得不把原本被排除在外的特殊性納入行動考量，然而，這種納入本身又會破壞行動的有效性，行動有效性一旦降低，行動本身的合法性亦降低，又不得不再將更多特殊性納入，形成循環。這是實施所有公衛政策的內在衝突結果，只是在傳染病大流行之時特別容易彰顯出來。

政府若能找到代表大眾的關鍵人物，進行溝通並納入計畫，可能可以消弭不滿而打破這個循環，有效的民主課責機制，理論上也可以有相同效果，這是之所以民主對公衛行動特別重要的原因（之前所說的公共代理）。或者，政府可將公衛行動所要對戰的那種恐懼更加放大並深植人心，可能也可以打破循環，從而維持公衛行動的合法性，以及其所要求的一致性，但這種多少具有欺瞞性的策略，在民主社會通常難以為人們所接受。

個別公共衛生從業者的內在衝突

除了公衛行動本身的內在衝突以外，參與公衛行動的個人，也就是接受公衛專業教育訓練，而投身各個公衛事業工作位置的個別從業者，也會遭遇到個人之用與群體之用的衝突。

公衛事業是很奇怪的，因為雖然這是一個極度追求「有用」的學科，但它的目標對個人而言完全沒有什麼「用」可言，除非有一種方法可以把個人的「用」和公共

的「用」結合在同一個方向，不然很難撐起這樣的事業。這是公共衛生個別從業者，在其專業生涯中所需要不斷面對的問題。這種結合很違背資本主義社會結構，因為在資本市場中，個人正是要靠公共的用與個人的用之間的落差來謀取利益（各種類型的，累積資產當然是最基本，以及較無形的聲望、尊敬、地位等文化政治社會資本）。

能夠克服這個問題，通常是要靠很例外時刻的例外狀態，產生由國家特別授權的管制領域，或是原本資本就幾乎無法獲利、市場失靈的領域（純粹慈善或發願的情形就不討論，這不是一種職涯，而是天啟）。這兩者通常是公部門工作，不然就是前端的研究工作，其他選項所剩無多。在美國或某些特定國家，可能還有龐大的非政府組織產業可以來介入市場不足的部分，但這不意味著美國政府或公部門影響力真的比較小，只是分多層、較分權罷了，這些介入空間很大程度也是靠人為政治建構出來的，如稅制、政治特許與各種政府管制。

對公共衛生個別從業者而言，必須在強化自身專業的同時，又不斷調和個人與群體之用的衝突，尋找能夠發揮專業的合適位置。這個衝突是公衛自成一專業學科以來，就不斷爭論的問題，至今尚無明顯解答。有倡議者主張，或許拆散公衛這個大架構，將各次領域實體化會是一種較好的策略，是職安就說職安，流病就說流病，統計就說統計，是管理就說管理等，最後每個人都有一個自己的專業，走自己的路，「公衛」之名就像在美國公衛學院的公

衛碩士（Master of Public Health, MPH）那樣，滲透個人心中，但不介入各位職涯路徑，僅以一種精神、視野和品味的形式存在。於是就坦然承認，其實沒有特定的公衛人存在，而是各領域專業的貢獻，但貢獻了一次，大家也就變成公衛人、為群體健康盡一份心力了。

也有倡議者主張，公共衛生應該如同其他專門技術領域一般，透過立法建立證照制度，由國家來協助壟斷公共衛生證照的執業範圍（以及專業利益），相對的，也賦予公衛執業者一定程度公共服務的義務，以滿足目前市場失靈、衛生行政體系也相對失能的群體健康需要。台灣在2020年中通過的《公共衛生師法》即是此一倡議路線的具體實現（詳見第八章）。

公共衛生與倫理公共的日常

本章分析了公共衛生蘊含的群體概念，主張某種「倫理公共」的必要性，以回答公共衛生的邊界問題。本章也探討了公共衛生專業的「公共性」特質和公衛行動的兩種內在衝突為何存在。本章最終並無提供任何具體的「倫理公共」邊界版本，僅提供了分析架構。公共衛生專業認同的建立以及專業知識訓練的內容之中，除了加總式群體，亦不可或缺關係式群體的理解，以為所有公衛「有組織的社群力量」之政策介入辯護，對巨觀層次的公共衛生倫理而言，此種理解實屬必須；對個人層次的公共衛生專業倫理

而言，則會受益於此理解，且在某種最低限度上仍屬必須。

　　公衛「有組織的社群力量」的介入，若缺乏倫理證成便又如何？換言之，不倫理的（unethical）公共衛生是否可能？當然，不只可能，在公衛史上簡直是多得不勝枚舉，有明顯倫理爭議者，如從早期美國的Tuskegee梅毒實驗（Thomas & Quinn, 1991），到2003年台灣SARS流行時期的隔離檢疫（Rothstein et al., 2003；蔡甫昌、江宜樺，2012），也有許多更幽微但宰制、壓迫力道不減的爭議，如HIV/AIDS防疫作為（林欣柔，2014）、精神衛生介入（吳建昌，2017）、健康行為管制（黃嵩立、黃怡碧，2012）、醫療資源分配（Kreng & Yang, 2011）、政府健康資料庫之授權使用（吳全峰、許慧瑩，2018；蔡甫昌、蔡玫芬，2017）、原住民族健康（日宏煜，2017）等，未經倫理反省的「有組織的社群力量」，可能造成巨大傷害。透過對於「倫理公共」的認識，公衛學徒、從業者和研究者可以更有信心地回答：「因為什麼樣的理由，我要為這個特定公共的健康而努力」，並為自己投身的公衛實作或研究做出更好的倫理辯護，從而強化對公衛價值之信仰，並深化介入之正當性、降低造成傷害的可能。

　　「倫理公共」最終並非懸浮於空中的抽象概念，而是存在公共衛生的每日實作（everyday practice of public health）之中；至於公衛專業內涵究竟為何？究竟哪種／些版本的「倫理公共」邊界在倫理上更正當，或在某些層面更優越？需要未來各種實證與規範的公衛倫理研究，與公

衛實作之間持續論辯，以釐清乃至共同建構。最後，或有論者主張，一切人類行為皆憑其實力謀其私利，造成傷害在所難免，並無所謂倫理可言。這種虛無主義的論調，或許可供作為個人處世哲學之憑據，卻不適合作為學科的倫理基礎，特別是一個聲稱要追求群體健康提升的學科。

3

全球衛生的「全球」

The "Global" in Global Health

「全球衛生」（global health）自冷戰結束以後受到高度重視，破除了過往「國際衛生」（international health）內建的「援助─接受」單向關係思維，全球衛生強調多元的合作夥伴關係，在全球互相連結性（interconnectedness）、健康風險不分國界的共識基礎上，互相依賴、共同經營一個真正健康的全球社群（global society）（Frenk, Gómez-Dantés, & Moon, 2014）。特別是在2020年初以來COVID-19大流行的時代，人類共同面對的、橫跨國境的健康風險，相當具體明確地顯現在所有人面前，而健康與經濟、社會各個部門緊密交織的事實，也再次被突顯出來。中高收入以上國家的人民終於發現到，面臨如此風險時人們是如此脆弱，我們曾經認為理所當然存在的醫療服務與衛生體

系，是如此輕易地被一支病毒打出原形。

　　全球衛生無疑已經自成當代公共衛生教育、研究與實踐的一個次領域，有些時候，它甚至會被提高至和公共衛生相同分類位置，成為一個獨自存在的領域。從學科發展而言，這種分門別類，將自己與他者，尤其是表面上非常相似的他者進行區分，是必經的發展路徑，一如過去公共衛生在建立自身專業領域時，與醫學、預防醫學做出的區分努力（江東亮，2017），全球衛生在這層面上，某種程度也正在經歷相似的嘗試。不論對此問題目前最廣為接受的答案是什麼，全球衛生已經成為一個確實存在的領域。

　　如同第二章我們討論公共衛生到底「公共」在哪，本章要處理的問題，正是全球衛生的「全球」之處所在為何。這其實也是我自己（作為一個公衛學徒）的長久疑問：究竟這個擷取了巨量資源、佔據優勢政治和研究議程的全球衛生領域，其核心內涵為何（Koplan et al., 2009）？尤其，從一個公衛倫理研究者的角度，我特別好奇，國際組織（如世界衛生組織）、跨國非政府組織、公私研究基金以及各國政府，這些行動者對於全球衛生、「全民健康」（Health for All）以及「全民健康覆蓋」理想的追求（UN, 2012; WHA, 2005a; WHO, 2010, 2014），背後的倫理或道德理由是什麼？在本章中，我簡要分析全球衛生的知識位置以及其規範基礎，並且以「全民健康覆蓋」為例，提出一倫理回應的可能途徑。

全球衛生研究

對於研究者而言，全球衛生到底是個學術領域，還是研究主題？[1]若是作為學術領域，就會有自己的核心方法、核心知識體系，也會有對該領域具自我認同的研究者存在；若是作為研究主題，則是由不同學術領域的研究者共同投入，來研究這個主題，因此，全球衛生發展至今日，面臨到接下來是否要繼續成為獨立領域，若成，其核心知識體系又為何的挑戰。

什麼研究是全球衛生研究（global health studies）？依其本質可分為以下幾類：

（一）研究者研究外國（指相對於研究者所在本國的外國，下略）的健康議題；

（二）研究者去外國進行健康議題研究；

（三）研究者用外國人或組織的經費做本國在地健康議題研究；

（四）研究者借鏡外國的經驗，應用於本國在地健康議題研究，而且這個在地國通常被已開發國家／「全球北方」（Global North）國家視為非同類之開發中國家／「全球南方」（Global South）國家；

（五）研究者因為某些原因選取多國進行健康議題研究，

1　這個提問是引用自李柏翰博士在某次全球衛生主題學術會議當中提出的疑問。

但該議題本質上不必然具有跨國特性（例如，選擇某兩個國家來做某藥物的臨床試驗，而且試驗藥物與這兩國人口之生物基因文化社會政治組成等因素並無本質上的關聯，就僅只是因為便利、出資者要求或其他因素而選取這兩國）；

（六）研究一種事實上僅有可能存在於多國之間的健康議題（例如跨國之傳染病大流行、因氣候變遷或經濟全球化造成的跨國大範圍健康威脅）；

（七）研究外國、國際或全球的法律體系、衛生組織及其行為（例如倡議台灣加入相關組織之研究）。

前述（一）至（五）類的研究，某種意義上而言，最後都是回到地方的「在地公衛研究」（local public health studies），其「全球」之處主要在於研究者與研究對象、研究場域或研究贊助者的關係。或許只有第（六）類，能夠被視為真正僅限於全球衛生獨有的知識體系，例如，比較地區或國家之間的（根據某項指標所定義的）健康狀況分布、健康不平等程度、成因、以及政策介入方案，這種研究問題本質上不可能僅涵蓋一地而為在地研究。而第（七）類和第（六）類雖看來相似，但嚴格說來，較近似於跨國組織、國際法學或國際政治／治理研究，幾乎已經不屬於健康議題的研究，因為他們本身並不直接涉及人類健康。此分類雖然不至於完善到窮盡互斥的嚴謹程度，但多數全球衛生研究論文皆可找到對應類別。

但讓我持續感到困惑的是，許多自我宣稱為全球衛生的研究，以及發表於全球衛生專門期刊的論文，顯然不僅限於第（六）類，其中非常多數屬於第（五）類者；全球衛生作為學術領域或研究主題，也明顯不僅限於「事實上僅能夠存在於多國之間的健康議題」，換言之，要不是全球衛生研究領域本來就與在地公衛研究領域高度重合，要不就是許多在地研究意欲跟上全球衛生的風尚，進而主動宣稱自己屬於全球衛生之一部。

　　這個「現象」會是一個研究者需要關注的問題嗎？就實用意義來說，若乘著全球衛生的風能夠爭取到較多機會（政治議程與研究資源），自然值得關注；如此，當研究者在進行本地研究時，可以思考如何將自己的研究和全球衛生的議程包裝在一起。另方面，年輕研究者也可反思，若將全球衛生作為自己的研究定位，可能存在的機運與限制。就像公共衛生與其他許多領域的高度重合，全球衛生研究者之專長若屬於（一）至（五）類，則除了研究議程的特出以外，在核心方法與知識體系上要如何與在地研究區隔？如何建立本身領域的認同？在未來某些時刻可能會需要回應此問題。依照健康議題的範疇、研究團隊成員組成以及研究資金來源這三大類型（如表3.1），我們可以將所有自稱為全球衛生研究、或是刊登於全球衛生學術雜誌上的研究論文，在理論上區分出二十七種可能的組合，未來研究可依此分類法進一步分析，建立起全球衛生知識建構的實況和歷程描述。

表3.1　全球衛生的「全球」界定本質分類

分類面向	可能的類型
健康議題的範疇	單一國家、跨幾個國家、區域或全球
研究團隊成員組成	在地、混成、外國
研究資金來源	在地或無資金、混成、外國

資料來源：作者繪製。

全球衛生的倫理基礎

　　除了研究定位和機會這種實用的理由以外，進行全球衛生研究的規範倫理基礎似乎也較少看到討論，或者應該說，雖然充斥著大量理想主義的語言，但就其理論意涵較少深度分析。全球衛生研究或行動時常帶有強烈，但並未言明的規範性理由，例如，「全民健康覆蓋」、永續發展目標（Sustainable Development Goals, SDGs）、健康人權（human rights to health），這些詞彙充斥著各種全球衛生、跨國組織的宣言、文件、報告當中（Gostin et al., 2018；UN, 2015a；WHO, 2015；曾育慧、江東亮，2017）；就算是實證研究亦每每加以引用，似乎是將其當作研究的起點、重要性的背書，這些都是要求巨大政治承諾的道德命令。以下用「全民健康覆蓋」為例來說明。

全民健康覆蓋

「全民健康覆蓋」之理念，源自於2005年世界衛生大會（WHA, 2005b）、2010年《世界衛生報告》（WHO, 2010）以及2012年的聯合國大會決議（UN, 2012），其正當性回溯至1994年聯合國婦女大會的《北京宣言》、1978年初級醫療保健服務的《阿瑪阿塔宣言》（Declaration of Alma-Ata）、甚至1946年的《世界衛生組織憲章》（Constitution of the World Health Organization），再加上為「永續發展目標」（Sustainable Development Goals, SDGs）之「目標3.8」（Target 3.8），今日，「全民健康覆蓋」已是世界衛生組織的官方立場。「全民健康覆蓋」之定義為「所有人都接受到能滿足他們的需要、且不致使他們遭受財務困難的有品質的健康服務」[2]（WHO, 2014），聯合國人權事務委員會高級專員辦公室特別報告員所出版的報告也闡明「以人權為基礎的全民健康覆蓋」（rights-based universal health coverage）對於實現健康人權的必要性（UNHR, 2016）。如世衛祕書長TA Ghebreyesus所言，「全民健康覆蓋根本而言是個政治選擇」（Universal health coverage is ultimately a political choice）（Ghebreyesus, 2017），相對世界衛生組織通常扮演的技術支援、資源整合角色，對於「全民健康覆蓋」的

---

[2] "Universal health coverage (UHC) is defined as all people receiving quality health services that meet their needs without exposing them to financial hardship in paying for them"（WHO, 2014: 1）.

倡議，使得其更深度地涉入了健康議題的倫理與政治面向。

　　有學者系統性回顧「全民健康覆蓋」的政治經濟學（Rizvi et al., 2020），發現在「全民健康覆蓋」文獻中，政治層面的重要性確實也愈發受到重視。在這樣的論述之中，國家需要強化其公共健康體系，讓健康體系盡量涵蓋人口群（population）、服務（service）、成本分攤（shared cost）三個層面（WHO, 2008, 2010），以達成「全民健康覆蓋」（圖3.1）。[3]但其倫理基礎包括為了效率（efficiency）、為了公正（equity）、為了平等（fairness）、為了團結（solidarity）（WHO, 2014）、為了健康權（the right to health）（WHO, 2015）等，這些都是深富意涵，也深具爭議的概念。

3　2008與2010年這兩份世界衛生組織報告中，都提及此「全民健康覆蓋」三面向概念之出處為Busse與Schlette主編的一份報告（Busse & Schlette, 2007: 96）。Busse與Schlette在2007年這篇報告中，則指出此架構是基於稍早一份世界銀行的工作論文中首次提出的覆蓋決策（coverage decisions）三面向（Busse, Schreyögg, & Gericke, 2007: 1），此文應是這個概念的最原始出處。

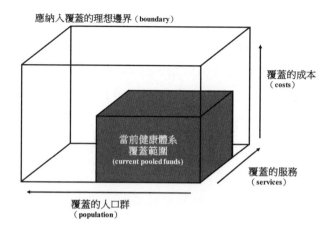

圖3.1　逼近「全民健康覆蓋」（universal health coverage）要考慮的三個面向

資料來源：圖樣概念取自2008年與2010年世界衛生報告（WHO, 2008: 26, 2010: 12）。作者翻譯、重製，外框註解「應納入涵蓋的邊界（boundary）」為作者所加，原圖中無。

　　或許「全民健康覆蓋」是一個極度強大的道德命令，不管是出於人性本能，或是出於對國際衛生組織以及國際人權法權威的認可，所以此目的再無倫理質疑的空間，全世界的人民團結在一起，為了這個理想而努力，這可能是從世界衛生組織或某種全球公衛社群（如果有這種社群存在的話）視角所看到的正典敘事。多數有關「全民健康覆蓋」的文獻，主要聚集於探討個別國家的健康改革案例，是如何強化健康體系、朝向「全民健康覆蓋」的方向邁進，採用了哪些政策工具，如何監測進度，評估其成效如

何等等（Agyepong, 2018; Bump, 2015; Fox & Reich, 2015; Habicht et al., 2019; Hogan et al., 2018; Hsiao, Cheng, & Yip, 2016; Onarheim et al., 2018; Reeves, McKee, & Stuckler, 2015; Wagstaff & Neelsen, 2020; Yip et al., 2019），這種可能就是屬於前述第（六）類的全球衛生研究，對於倫理基礎似乎較少研討。「全民健康覆蓋」此政策目標所欲實現者，其倫理意義到底為何？

從支持的觀點，有學者就點出，「全民健康覆蓋」的討論中，資源優先配置的倫理考量受到低度重視，並對其加以討論（Norheim, 2015），有學者強調，追求「全民健康覆蓋」需要國內與跨國兩方面的團結（Reis, 2016）。從挑戰的觀點，有學者質疑世界衛生組織將「全民健康覆蓋」視為健康權實踐的見解（Ooms et al., 2014），也有學者提出（國際人權公約所規範的）健康人權保障和公平地實現「全民健康覆蓋」之間的內在緊張關係，並提出程序導向的倫理建議（Rumbold et al., 2017），我也在別處分析曾主張過，全球與在地人權保障落差，可能對全面健康覆蓋的負面影響（Yeh, Liao, & Serrano, 2019）。從延伸討論的觀點，有學者主張全球團結就是人們基於「共同人性」（common humanity）而對實現健康人權的共同承諾（a shared commitment），而若「全民健康覆蓋」也與健康人權的保障一致，或許可能建立起全球團結與「全民健康覆蓋」的倫理關係（Frenk et al., 2014）。

亦有學者從團結的觀點，為將難民納入健康體系的立

場辯護，不過其討論範圍主要限於單一主權國家內（West-Oram, 2018），儘管團結時常被當成是支持「全民健康覆蓋」的普遍事實（或某種大家認同的前提），例如，世衛組織2019年的「全民健康覆蓋」監測報告在開頭就重申，「全民健康覆蓋是一個社會契約——社會中健康者和生病者、有錢人和窮苦人之間融合和團結的支柱」（WHO, 2019: 6），其他多處也都曾提及（WHO, 2014），但幾乎沒有進一步關於全面健康覆蓋與「全球團結」（global solidarity）或「全球衛生團結」（global health solidarity）之間關係的倫理討論，以下就此關係進行初步考察。

全球衛生團結

試想，假若我主張全世界人類「應該」追求「全民健康覆蓋」，我正是在主張不管所有區域、文化、政治經濟等差異，所有國家所有地區的所有人，都「應該」朝著建立在群體、財務、服務內容三個層面全面覆蓋的健康體系（圖3.1）。雖然在此追求的過程中，各國這三個層面上會做出不同取捨（trade-offs）（WHO, 2010: 12），先撇除「全民健康覆蓋」這三個層面實際如何操作化定義和測量的問題，這意味著即使只是在概念上，追求「全民健康覆蓋」的健康體系，勢必需要強力的一連串公權力介入，進行資源配置、制度建立等等。如此豐富的規範意涵，在全球衛生當中，好像非常自然地成為理所當然、毋須再討論的前提。

果真如此嗎？我們已經準備好，要花費自己的寶貴資源，去投入為其他人建立符合「全民健康覆蓋」的健康體系嗎？「我們」與「其他人」的範圍邊界在哪？是其他本國人、其他同區域的人、其他同屬於人類物種的人？又，為什麼是這些人，不是那些人？這個資源轉移，並不是單純基於我們的同理、慈善之心（看到窮人或小孩生病沒藥醫很可憐），也不是基於舉手之勞的協助，而是我們已經承諾了（背負著）的道德義務。

　　更進一步思考，當前述「我們」指的是被當前全球衛生體系系統性排除的台灣人時，我們的處境更加微妙（Chen, 2018; Herington & Lee, 2014）。假若我們積極主張加入世界衛生組織，我們除了在要求世界上其他人正視我們的道德地位以外，我們其實也在主張，我們自願去簽署那份關於「全民健康覆蓋」的道德合約，我們正在主張我們願意承諾背負追求「全民健康覆蓋」的道德義務。「我們」台灣人為什麼願意承擔這份道德義務？說到底，為什麼我們地球人願意共同承擔這份道德義務？

　　我認為，如同在地的公共衛生政策，全球衛生政策也應思考「邊界問題」（Yeh & Chen, 2020）：我們至少要能夠辨認一定範圍之內的一群「我們」是互助的主體，有了明確的範圍，接著就能有意義地確認共享道德義務的程度。再以「全民健康覆蓋」為例，就是群體、財務、服務內容三個層面。這群「我們」，可能是一個地區、一個國家、一個區域（例如東亞）、一個物種、一個地球等。以

前述世界衛生組織的「全民健康覆蓋」三面向架構具象化來說，邊界問題就是盒子的邊框，框線劃定了的範圍就是「我們」的邊界（見前頁圖3.1），究其根本，這是「與誰的團結？」（"Solidarity with whom?"）（Prainsack & Buyx, 2017）的問題。確認了主體，才有採取共同行動、或是宣稱要採取共同行動的基礎，共同行動包括共同論辯我們應該基於什麼理由、共享什麼道德義務，接著做出相對應的承諾，然後進行研究、制定政策、實施介入等。

當然，有一種回應是將此視為無聊倫理學家的無謂擔憂囈語，我們有志於全球衛生的工作者們，儘管本著全球衛生已預設好的規範前提行事便是，以後果而言，憑著信念認真去做，或許還比帶著懷疑能有較大斬獲。或者，另種回應是，我們其實並非民主的熱烈擁護者，或對於所謂大眾具有相當信心者，而主張全球衛生的規範基礎、研究和行動，僅憑藉著菁英專家即可達成，如此亦無不可，但即使只在專家之間，我前述辨識邊界的流程似仍難以避免。

以上都還只是就倫理的規範層次討論而言，在實證層次，描述倫理學（descriptive ethics）探究人們實際上到底對事物的倫理判斷為何。這部分有關人們對於「全球團結」、「全民健康覆蓋」的態度和判斷的研究，就更為稀有。少數現有的研究，主要都是以單一國家內部的部分群體為研究對象，進行訪談或調查研究，且主要是研究針對該國的健康體系、改革或政策工具的態度（Bundorf & Fuchs, 2008；Gollust & Lynch, 2011；Hayes & VandenHeuvel,

1996；Immergut & Schneider, 2020；Mathew & Mash, 2019；Raza et al., 2017；Thomann & Rapp, 2018；Yeh, 2019；林志遠、李玉春，2014；黃意婷，2003；葉崇揚等，2019）。有關世界各國的人們如何看到「全民健康覆蓋」、全球團結，在什麼意義上實際存在於人們的倫理判斷中？有待進一步實證檢驗。

　　總之，不只是「全民健康覆蓋」，全球衛生研究和組織的領導者們揭櫫了許多美好而巨大的理念，但全球層次的倫理推論，比以單一國家為層次的倫理推論更為複雜，要將倫理論據轉化為民主課責之下的政治決策也更為困難（甚至不可能）。該怎麼辦？這是本章想拋出的問題，期待能引起更多討論，特別是在這個政治極端化、民粹陰謀論四起，而且又剛被新興傳染病COVID-19大流行橫掃的當代世界中。

普世主義 vs. 在地主義

　　COVID-19（在特別是中高收入國家，或所謂的已開發國家）的大流行讓人們高呼全球衛生的重要性，訴諸「全球團結」或「全球衛生團結」（West-Oram & Buyx, 2017），要求更多合作、更多參與、更多資源的重新分配，好讓人類共同體能夠團結起來，像過去那樣，靠愛與勇氣與科技，戰勝「嚴重急性呼吸道症候群冠狀病毒第2型」（severe acute respiratory syndrome coronavirus 2，此為造成COVID-19的病毒全名，簡稱為SARS-CoV-2）（Forman et al., 2020; Nay et al., 2020）。全球衛生合作的重要性和「感知到的必須性」（perceived necessity），[4]以及全球團結的倫理優越性，在大COVID時代，似乎站上了新高峰。

但同樣處在傳染病大流行的危機情境中，人們的反應還有另一種類型。這種類型是人類社群遭遇外部危機時的典型反應：快速緊縮、關閉邊境以及與外部的連結，特別是那些有能力自保的人們（在全球意義上，指的就是國家們）。於是我們也會看到，各國紛紛祭出邊境管制措施、禁止非必要跨境移動，並對於必要移動者實施嚴格的隔離檢疫限制（如十四天隔離），除了人員移動之外，國家也限制防疫物資的出口，盡可能確保本土的可用資源。拜當代資通訊科技進步之賜，跨國的溝通合作仍得以進行，但許多需要實體物質、人員交流的事物，仍舊是受到相當阻礙，無法進行。這些國家想的是，大難當前，看看那些平時趾高氣昂的高收入國家都自顧不暇，那些成天講在嘴邊

4　如同李柏翰的精闢觀察，過去同樣造成重大危害的傳染病大流行，並未受到如同COVID-19般的重視。不信的話各位讀者可以想想看一件事：在2020年初曾有過一番爭論，說到底世界衛生組織該不該盡快宣布COVID-19為「國際公共衛生緊急事件」（Public Health Emergency of International Concern, PHEIC）以便啟動《國際衛生條例》（International Health Regulations, IHR）的相關防疫機制，當時許多人批評明明COVID-19大流行即將爆發的跡象已充足，但世界衛生組織卻緩慢不宣布，此作為是為了討好中國政府云云，當然也有人為世界衛生組織辯護，總之所有人似乎都非常在意PHEIC的宣布。好，現在可以請讀者回想一下，在COVID-19之前最近三次世界衛生組織宣布的PHEIC，是什麼時候、發生在哪裡的什麼傳染病？……非全球衛生或傳染病專家的正常人應該都不知道，我只能說這三次不包括台灣人熟知的2003年SARS，當年還沒有PHEIC這種東西，SARS正是促成後來IHR修訂並產生整個PHEIC宣布制度的前因。有興趣可上網查查看是什麼？並且想想看，為什麼我們會都不知道？

的全球團結理想，只怕也是無法兼顧，我們還先自保要緊吧。最終，能夠有效動員、控制疫情的基本政治單元，仍舊是國家（而且很可能是民族國家）（Tamir, 2019）。

這兩種類型的公共衛生作為，或說，與公共衛生相關的國家政策，其實平常就已經時時刻刻存在於我們人類的公共衛生互動之中，只不過是在COVID-19的危機情境下被突顯出來而已。在平時，耗用大量社會資源的健康照護與福利體系，例如前面舉例提及的「全民健康覆蓋」理想，或是各國迫於困窘財政狀況而不斷力圖變革以維持永續經營的健康體系改革（health reform）倡議之中，也都看得到類似爭論。

在這兩類作為背後，反映的是兩大類倫理觀念，我們姑且稱之為「普世主義」（universalism或cosmopolitanism）與「在地主義」（localism或parochialism）。普世主義者具有許多不同理論版本，他們的共同特性是，擁護某種程度的普世價值，包括人權（human rights）、人類團結（human solidarity）或前所提及的全球團結等，這些主張訴諸的是一種基於人類物種共同特性、具有相同道德地位（moral status）所生的團結情感。相對的，在地主義者同樣也有各式各樣的版本，不過他們首先訴諸的，是一種基於特別關係（particular relationship）而存在的平等公民身分（citizenship），而具有這種成員身分的人，相比於其他人，在倫理上有某種優先性。基於這兩種倫理觀念所衍生的團結邏輯，雖然都是「因為我們共同遭遇到了某某困

難，所以我們要採取共同行動度過難關」，但在這之中的「我們」，則有著非常不同、而且通常為衝突的倫理想像，普世主義者會譴責在地主義者是搞「民粹主義」（populism），是破壞團結、危害「我們的」全球衛生的元兇（Gostin & Friedman, 2017）；反之，在地主義者則認為普世主義者對於現實條件認識不清，是破壞團結、危害「我們的」健康的元兇。這些衝突的倫理想像，對公共衛生／健康政策的應用和倡議而言，有非常不同的規範意涵。

前述這兩者，還只是在同一時代、同一時間橫斷面的倫理想像而言，若我們把公衛政策、「全民健康覆蓋」和永續健康體系所身處的時間軸拉長來看，這也牽涉到跨世代之間的關係。「我們」這些橫跨兩代、三代甚至更遙遠未來的公民同胞、人類同胞們，是否要團結在一起採取行動、對抗某些我們的共同風險、追求我們共同的健康？即使我們在現在這個當下，無法得知未來世代的實際偏好、無法確知「世代間團結」（intergenerational solidarity）的存在，假設我們之中有某些人有這樣的想望，又有何政治制度設計，能夠確保一份這樣的世代契約（intergenerational contract）的實現？這個政治的倫理想像，也是（至少是民主的那部分）世界各國以及人類共同體必須思考的議題，本書第二篇對此有完整探討。

用當前世代或世代間考量，以及在地與普世這兩個軸線，可以拉出一個衛生倫理的規範主張象限（圖3.2），用以歸納任何全球衛生行動或公共衛生行動的倫理基礎，並

且進行系統性的比較。

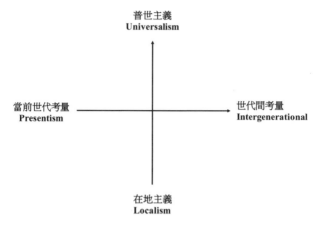

圖3.2　全球衛生行動的規範象限

資料來源：作者繪製。

全球衛生的終焉

在知識地圖上，全球衛生似乎有定位不明確的問題；在規範基礎則有過於化繁為簡的疑慮。全球衛生原是用以批判「國際衛生」（international health）而生的新概念（Koplan et al., 2009），隨著其逐漸主流化、建制化，一方面，越來越多非國家的行為者參與其中，跳過主權國家內部的民主檢核和課責機制；另方面，在面對到COVID-19大流行的挑戰，許多衛生作為似乎（不論其原因為何）又不得不回到以國家為採取行動的基本單元。全球衛生這個概念還值得繼續發展嗎？二十一世紀初期甚囂塵上的區域整

合之議，如今不堪回首，主權國家強勢回歸、各地民粹再起，於此際談論全球衛生還有什麼興味？作為研究者、倡議者、實務工作者，是要繼續據守道德高地，或只能陷入相對的虛無？這些問題值得研究者進一步考慮。

本章以「全球衛生團結」的倫理視角探究與反省「全民健康覆蓋」的倡議，嘗試釐清倫理預設和目標，並且區分了在全球衛生倫理中，潛在的「普世主義」與「在地主義」之間的衝突。這些分析的目的，在於幫助我們決定如何採取全球衛生行動，決定是更為支持改革議程，或是應該如何修正，具體而言，當我（或有人）主張，我們要追求全面健康覆蓋時，我們做了哪些承諾？其背後對於全球團結的要求，或其他倫理的要求，又有哪些？下一章，我們要進入一個實質的普世主義版本，也就是健康人權的內涵，探討以「能力途徑」為其倫理依據的可能性。

4
健康人權哪裡來？能力途徑的辯護

Where Does the Right to Health come from? A Defense with the Capabilities Approach

　　健康人權的概念在二十一世紀的今日，已為世界各國及國際組織普遍認可，並透過國際公約及各國憲法加以制度化實踐，但健康人權的內涵、以及其正當性基礎究竟為何，依舊是持續爭辯中的議題。本章首先引介健康人權概念，透過文獻探討回顧健康人權概念在台灣與美國的發展脈絡，接著討論當前健康人權論述面臨的主要挑戰。我認為「以權利為基礎的健康論述」，依然必須要紮根於某些倫理論據或正義理論，引用Amartya Sen和Martha Nussbaum發展出的「能力途徑」（capabilities approach），我論證健康人權的倫理學基礎，乃是基於對人性尊嚴的承認以及對個人自由與自我決定的確保。健康人權必須以個人身處於

社會環境中的實質能力來予以衡量，健康人權的內涵以及政府的義務亦隨之確立。

人權的概念

　　健康作為一種人權是二十世紀以來不斷發展的概念，從乾淨生活環境與食物飲水、傳染病防治、菸害防制、生殖健康到基本藥品及醫療服務提供，此種論述被廣泛應用於倡議各種公共衛生行動，尤其在全球的議程設定上，證成了世界組織、外國政府及跨國非政府組織介入地區的正當性。人權的語言為今日醫療及公共衛生實務工作者、衛生政策研究者，以及廣泛的社會大眾所接受，但再進一步追問，人應該具有哪些權利？誰有義務來保障這些權利的行使與獲得呢？簡言之，健康人權有什麼正當性基礎呢？

　　對於許多實務工作者而言，他們所認識的健康人權是法律的觀點，亦即人權保障的正當性基礎是來自於例如《世界衛生組織憲章》、《世界人權宣言》（Universal Declaration of Human Rights, UDHR）、《經濟、社會及文化權利國際公約》（International Covenant on Economic, Social and Cultural Rights, ICESCR）以及後續一系列的國際

公約或宣示、解釋文件（Leary, 1994）。[1]但一如Norman Daniels精確指出的，「權利並不只是從地表憑空出現、未經栽培就熟透透的道德果實」（Daniels, 2007: 15），在使用人權作為公共衛生行動的論述工具時，如果不深究其背後的正當性基礎，很難避免使「人權」一詞陷入空洞與浮濫使用的處境，甚至成為政府或當權者順水推舟的修辭、規避課責的藉口（吳全峰、黃文鴻，2007）。

衛生法學者Gostin將人權區分為三種層次。第一種層次是如前述法律觀點的人權，例如，人權作為國際法，透過公約或條約訂定了締約方確保人權的義務；在各國的國內層次，各國憲法亦可能透過明文或習慣，確立政府確保

---

1 例如，ICESCR第十二條明確界定了哪些項目屬於健康人權的清單而哪些則否。屬健康人權者包括：最高可達成的健康水準（highest attainable standard of health）、基本的健康服務、可負擔且有品質的健康照護、健康服務可近性的平等、保障健康的生活條件、免於嚴重環境威脅、職業健康、一定程度的健康教育、對於易受傷害族群的特別保護措施；不包括：保證成為健康的人、不計成本的健康照護、高超品質的健康照護、無限制的健康服務可近性、保證不在工作中受傷、標準學校程度的健康教育、禁止醫療試驗或科學研究。《經濟、社會及文化權利委員會第十四號一般意見書》（CESCR General Comment No. 14: The Right to the Highest Attainable Standard of Health），即是針對ICESCR第十二條健康權的具體解釋（Committee on Economic, 2000）。ICESCR已於2009年國內法化為《公民與政治權利國際公約及經濟社會文化權利國際公約施行法》之一部，換言之，其對於健康人權之保障成為我國政府之責任，國內亦有學者從環境權角度探討ICESCR保障的健康權（張文貞、呂尚雲，2011）。其他與健康人權相關的國際法律文件，尚包括《消除對婦女一切形式歧視公約》（The Convention on the Elimination of all Forms of Discrimination Against Women, CEDAW）、《兒童權利公約》（Convention on the Rights of the Child, CRC）、《里約環境與發展宣言》（Rio Declaration on Environment and Development）等。質言之，由於健康與各領域事務息息相關，各種人權公約即使未直接將健康列為一項權利，在條文之中也很容易提及與該公約保障權利相關之健康面向。

人權的義務。第二種層次，是哲學觀點的人權，注重論理以及爭論，區辨個人權利與群體責任。第三種層次則是啟發或修辭的人權論述，這種論述訴求的是人類的基本權利，並提供人權崇高的象徵性意義，通常是倡議的工具（Gostin, 2001）。我們可以常見到健康人權彰顯於第一種及第三種意義的人權之中，第一種即是各種規定了健康人權的國際性法律文件，第三種則是許多公民社會組織行倡議時會使用的語言，然而第二種，關於健康權的哲學基礎是什麼的問題卻較少受到討論。本章旨在補充這部分之不足。

我主張，這種「以權利為基礎的健康論述」（right-based approach to health），必須要紮根於某些倫理論據或正義理論，才能在（某種意義上外來的、施加於人民／受眾的）法律觀點層次之外，使人權理念更具有實質倫理內涵。在接下來的段落中，我首先簡要引介「健康人權」（the right to health）的概念，回顧健康人權概念在台灣與美國的發展脈絡，討論健康人權論述面臨的主要挑戰。接著，我以Sen和Nussbaum發展出的「能力途徑」，提出對於健康人權的倫理辯護，並回應前述理論挑戰，最後以能力途徑的限制以及可能的政策應用作結。

當代健康人權發展脈絡

要探討健康人權，首先得回顧人權的概念。人權的基

本定義，即是僅僅因為「生而為人」就擁有、可向他人主張的權利。在地方的意義下，人權被視為一種代表他人整體的政府有義務去保障的人民應得權利；在普世的意義下，如《世界人權宣言》所揭示的：「人人生而自由，在尊嚴和權利上一律平等」，人權被視為一種存在於所有人類之間的共有道德假設，得向所有其他人主張之保障。具體而言，健康領域的人權呼喚，除了《世界人權宣言》與《經濟、社會及文化權利國際公約》兩份文件中明確提及健康權，在二十世紀中葉以前的冷戰結構下，並沒有成為主要的倡議語言與研究重點。

　　直到1980年代，健康人權作為一種倡議的語言才逐漸盛行。例如國際女性健康運動（international women's movement），以草根性的組織為行動基礎，要求積極平權（affirmative action）、修正以父權架構為基礎的生醫研究，要求正視女性遭受的暴力行為、消費與環境正義、生育健康與性權（Bianco et al., 2001），倡議女性重新奪回身體的主控權。80年代中後期的HIV/AIDS大流行，也激起了公民社會組織對於病患個人隱私、自由以及新開發藥物使用權利的運動，健康照護權利（the right to health care）、社會與物質健康條件權利（the right to social and material conditions for health）成為這個時代的流行詞彙。1993年美國柯林頓總統大力推動健康照護改革計畫，最後雖然功敗垂成，也顯示了健康照護作為一種權利已經逐漸成為社會

關注的議題。[2]在2003年召開的第56屆世界衛生大會上通過《世界衛生組織菸草控制框架公約》（WHO Framework Convention on Tobacco Control, FCTC）[3]於2005年正式生效，在其序言中第一句話即陳述到：「本公約締約方，決心優先考慮其保護公眾健康的權利」，暗示著締約方對於健康權保障的積極承諾。[4]

在台灣，1980年代也被稱為社會運動的黃金十年（何明修、林秀幸編，2011），此時期的各種人權論述中，與健康相關者主要集中於女性的生育選擇權與環境權的倡議。1984年財團法人董氏基金會成立，開始大力推動菸害防制相關政策倡議，於2005年通過的《菸害防制法》修正

2　美國總統歐巴馬於2010年簽署的《病人保護及可負擔醫療法》（Patient Protection and Affordable Care Act, PPACA），某種意義上完成了當年柯林頓的未竟之業，透過強制購買醫療保險的規定，使美國人民至少可取得最低限度的健康照護服務。

3　官方簡體中文翻譯為「烟草控制框架公約」，本文求其意，仍將繁體中文譯為「菸」。另外，值得稍微一提的是，另一個較早於FCTC制定、也是全球第一部國際衛生法的《國際衛生條例》（International Health Regulations, IHR），並不被視為國際人權法之一部。《國際衛生條例》以控制傳染病擴散為主要目的，較多成分是各國基於自保和共同防禦目的所制定之國際法，其與人權保障之間，存在著競爭關係，例如，當防疫手段可能危害到人權時，該如何權衡的問題。2005年第三版的《國際衛生條例》，第三條第一項即明載：「本條例的實施，應全面尊重個人尊嚴、人權和基本自由的保障」（The implementation of these Regulations shall be with full respect for the dignity, human rights and fundamental freedoms of persons）（WHO, 2005: 10）。《國際衛生條例》的發展早於國際人權法，在這個最新版本中，只是將人權納入其考量（Fidler & Gostin, 2006）。

4　然而，也有學者認為FCTC著重的提供者源頭控制與減少使用者需求的兩大策略，會忽略了已經成癮的吸菸者的權利，在這個角度上反而應該使菸草控制重新轉向健康人權的典範（Meier, 2005）。

案，更是將台灣的菸害管制規定貼近FCTC所要求的標準。相應的，也產生了對立論述的「反反菸」公民社會組織，代表者如2011年成立的台灣相思草人權促進協會以及臺灣吸菸者權益促進會，他們認為鋪天蓋地的菸害防制政策實際上危害了吸菸者的人權，主張「維護合理適切的吸菸者權益，促進社會的多元發展與相互尊重之人權保障工作為宗旨」（台灣相思草人權促進協會，2021）。國內學者對於反反菸論點亦有提出反駁（黃嵩立、黃怡碧，2012）。近年在反菸團體與行政部門合作醞釀下，2017年、2022年行政院提出的《菸害防制法》修正草案中，嚴厲控管電子煙使用（行政院，2022；衛生福利部，2017），2015年成立的台灣電子煙產業發展協會亦成為主要反對者（台灣電子煙產業發展協會，2021）。健康人權倡議並非總是受到歡迎。2023年，《菸害防制法》修正通過，全面禁止電子煙等「類菸品」。

　　另一個在台灣的健康人權倡議脈絡，是以倡議提升醫病關係、病人權利、正視醫療糾紛為核心，包括1997年成立的愛滋感染者權益促進會、1999年成立的醫療人權促進會、罕見疾病基金會（吳嘉苓，2000），與2001年成立的財團法人台灣醫療改革基金會（簡稱醫改會）等（張苙雲，2014）。[5]有趣的是，官方的政治修辭也受到這股潮流

5　至於1995年開辦、保障健康照護權利的重要政策全民健康保險，卻反而不是公民倡議行動的直接結果，而是執政者為了維護統治正當性，以及民主化底

的影響，例如我們可以看到約自1990年代以後的一段時期，衛生主管機關發行的文宣品扉頁或封底，常會見到一句「健康是您的權利，保健是您的責任」標語，[6]其蘊含邏輯，乃是在把健康視為國民基本權利的同時，仍強調國民自我健康促進的責任，雖然運用權利的語言，但顯然不是真正的人權。

2009年兩公約施行監督聯盟成立，著重於監督政府依據《公民與政治權利國際公約及經濟社會文化權利國際公約施行法》推動人權改革的成果，其中範圍自然也包括經濟社會文化權利國際公約所揭櫫的健康權；隨著國內法化的人權公約越來越多種，2014年改名為人權公約施行監督聯盟（Covenants Watch），係採用法律導向、政治制度層面進行人權監督路線之公民團體。2015年台灣健康人權行動協會（Taiwan Health Right Initiative, TAHRI）成立，著重於健康與社會平等之倡議，融入更多階級、勞動、障礙、少數群體議題與健康的交織考量，顯示在台灣公民社會之中，健康人權的主張超越傳統醫療衛生範疇，進入新的階段。

在整個解嚴以降風起雲湧的社會運動風潮當中，也有許多倡議團體，雖然沒有明確採用健康人權為其訴求或論述用語，但其倡議的目標卻也與健康人權有間接或直接的

下政黨為政治競爭而主動推出的政策（Wong, 2004；林國明，2001，2003）。

6　印有此類標語的文宣或出版品主要發行於行政院衛生署時期，後逐漸減少，2013年改制為衛生福利部後似未再出現。原出處可能是出自前衛生署署長施純仁先生的演講（施純仁，1989）。

關聯。如女性主義及性別運動中，對於性別平等、性少數的權利保障主張、雛妓救援、家庭暴力防治等，身障者權利運動、消費者與環境保護運動，台灣人權促進會對政治與公民權利保障的主張等。總之，隨著台灣解嚴以及民主化的推進，人權一詞逐漸從少數派的理想演變為人民普遍聽聞的概念（王興中，2012），健康權在此脈絡中也漸有發展。

在公共衛生學術領域，Johnathan Mann是將健康與人權理論連結在一起，並於公共衛生實務上加以應用的重要學者，他於1994年設立的《健康與人權季刊》（*Health and Human Rights: An International Quarterly Journal*）以及數篇關鍵文章揭開了當代人權與公衛研究的推展（Mann et al., 1994）。他的基本主張，是認為人權與公共衛生應該並不相斥，反而是相輔相成發展的領域。他建議採用人權架構來分析影響健康的因子，特別是「健康的社會決定因素」（social determinants of health），以建立公共衛生專業的工作倫理（ethics of public health）（Mann, 1997）；並倡議這種人權的轉向為新公共衛生的復興（renaissance of public health）（Mann, 1994）。

透過本節簡要回顧，我們可以發現不論在研究或倡議實務上，二十世紀的最後二十年以來，健康人權作為行動的基礎已經建立起一定的論述與學術地位。

健康人權論述面臨的挑戰

確實，健康顯然是所有「良好生活計畫」（good plan of life）的前提條件。若一個人失去健康，則我們將很難想像，他能夠追求個人自我價值及社會意義的實現。這個理由似乎直覺上就足以成為主張健康人權的基礎，加上前述權利語言的諸多優勢以及過往歷史經驗的證實，健康人權的正當性似乎已不證自明了。果真如此嗎？以下介紹四個對於健康人權作為行動論述基礎的挑戰。

第一種挑戰認為，將人權理論應用於健康領域其內容過於空泛，難以操作或解決實際問題。例如，有學者認為人權架構或許可以確認哪些是必要納入成為應得權利的項目，卻無法解決在資源有限的條件下產生的資源配置衝突、優先次序的排序問題，或無法解決不同權利之間、權利與利益之間的權衡問題，故必須轉而尋求政治哲學作為健康照護資源分配的依據（吳全峰，2009）。[7]在這層意義上，與本章的主張是相似的，但是我並不限於健康照護資源分配的議題，而是更廣泛的討論健康人權的基礎。

另一個對於人權理論常見的質疑是，人權作為一種權利究竟是先於法律而生，或者是法律所賦予的？用Sen的話來說，權利是「法律的小孩」抑或是「法律的雙親」呢

7　例如，吳全峰即選擇羅爾斯的正義理論與Daniels接續發展的「正常機會範圍理論」（normal range of opportunity）來討論正義的健康資源分配問題（吳全峰，2009）。

（Sen, 2008）？是有了《世界人權宣言》或《經濟、社會及文化權利國際公約》人們才享有健康人權，還是因為人們因為某些原因本來就有健康人權，而這兩個法律文件只是被制定出來反應或確保這種權利的享有？這挑戰可以是一個實證問題（人權的規範權威從何時受到普遍社會肯定、此肯定是否需要成文法律為條件），也可以是一個規範理論的問題（權利的主張，應不應受到法律存否而有所影響）。

　　第三種挑戰是，有些論者認為包括健康保障在內的社會權（social rights）僅只是一種政治權利而非普世人權，限定於一定範圍之內、特定條件之下者（例如具有某國家的公民身分），才得以享有的應得權利（entitlement），並非是生而為人就能夠主張的普遍權利（陳宜中，2003）。作為社會權之一部分的健康權也會遭遇到相同質疑。雖然目前此爭論在普遍學術討論中已經大致平息，人們同意不管是哪種權利，幾乎都包括消極保障與積極促進兩個層面，硬是要區別二者，並以此區別來證成國家義務的範圍與政策介入正當性，並沒有太大實益。

　　第四種可能遭遇到的挑戰，是一般人權論述一直以來面臨到的文化相對論批判。文化相對論者認為人世之間並不存在一共同的道德（common morality），民主、人權的說法，或者是現在通行的版本，只是立基於歐美社會的偏狹文化價值，並不普世，也沒有優先性。其他文化或許更珍視別種價值，例如「亞洲價值論」（Asian Values）即是

一例，論者認為亞洲文化較偏好秩序、紀律與忠誠，而不重視個人的基本權利（Zakaria & Lee, 1994）。[8] Sen對此挑戰提出反駁，他指出這種說詞通常「並非來自獨立的歷史學者，而總是出自威權本身，或接近權力核心者」，是粗暴的化約而無視亞洲文明的多元性，只是「建立在對於思想家與傳統的非常任意的解釋」，事實上許多亞洲的古典典籍中記載的思想也是具有包容、自由的價值傳統。Sen認為，基本自由以及人權的正當性是建立在其「本質上的重要性、為經濟安全提供政治誘因的工具性、以及價值觀與優先性形成過程的建設性角色」，這理由並不因為是在哪個文化之下而有所不同，以亞洲價值來反對普世人權的主張經不起檢驗（Sen, 1999）。對於健康人權來說，這樣的論點更加站不住腳，相對於政治制度，基於人類自然的生理條件，健康的價值在不同的文化社會群體之間有相對更小的歧異性。儘管如此，此挑戰依舊有其應獲得的重視。

要回應這些挑戰，單是訴諸國際法或國內法揭櫫的法律觀點人權並不夠。質疑人權論的人們，會對於為何（某種意義上外來的[9]）法律這樣說、人就有了人權感到困惑，

8　如新加坡前總理李光耀曾表示：「各國的所有人民都需要有好的政府。一個國家必須先有經濟發展，民主才可能隨之而來。除了幾個例外，民主並沒有給新的發展中國家帶來好政府。民主沒有導致經濟發展，是因為政府並沒有建立經濟發展所需的穩定和紀律」（李光耀，1994）。

9　外來指的是相對於社會中存在的普遍倫理觀念而言。單以人權法律而言，中華民國當年確實是起草《世界人權宣言》與《世界衛生組織憲章》的國家之一，如果我們暫時假定當前的台灣是某種程度上「繼承」、「延續」或「轉

因此，我們需要進一步為人權的正當性辯護，於是我們還是回到最初的，健康人權的正當性究竟從何而來的問題。在當代各種倫理理論之中，能力途徑會是一個值得嘗試的路線。

能力途徑的證成

（一）能力途徑的內涵

能力途徑最早由Sen提出。他在《發展即自由》（*Development as Freedom*）一書中闡明發展的目的，是要讓個人擁有決定自己的命運、決定自己想要的生活方式的「實質自由」（substantive freedom），而這個自由則是建立於個人擁有的「能力組合」（capability set）之上，這些能力組合使得個人得以具備不同的「社會功能」（functionings），[10]以實際達成他想要成為的人或想要做的事（beings and doings）（Sen, 1999）。簡言之，此途徑主

化」了中華民國的人民主權實體，就此意義而言，我們或許也可以說，台灣也算是有參與到這些人權公約制定，因此人權並不是「外來」概念。光論法律而言或許如此，但從歷年社會價值相關全國樣本調查可發現，這些人權觀念，與人們心中所擁護的倫理觀念，顯然有巨大差異，即使不是外來的，也很可能是社會頂層政治菁英所加諸於大眾的。當然，民主化三十年以後，成功的教育改革內容中可能已經包含了各式各樣的人權觀念教導，今日的年輕世代、未來世代，可能已將人權視為其內生價值。實況究竟如何，是描述倫理學很值得繼續探究的實證問題。

10 社會功能的定義較不易理解，請參原文：「使人們可以做、成為可以做或應該可以做的事物」（what we are capable, want to be capable, or should be capable to be and/or do）。

張的是要確保每個人具有基本能力以追求「自我決定」（self-determination），使其想要「成為什麼」或「做什麼」皆得以可能。

Nussbaum在Sen之後繼續發展能力途徑理論。需要特別注意的是，雖然Nussbaum和Sen都使用能力途徑稱呼他們所發展的正義理論，他們的出發點卻有所不同，因而也開展出不同的能力途徑理論內涵。第一，Sen主要著眼於確保個人實質自由以追求其所欲生活的能力，故他採取的是一個「相對的比較標準」，認為在不同的社會文化環境下，每一個人所需要的能力組合可能不盡相同，只要在開放和知情的檢驗（informed scrutiny）之下，就可比較出相對較重要的能力項目。若由哲學家或理論家提供一份能力清單，一方面反民主，另方面，也會錯失了社會理解（social understanding）和公共審議、論理的效果（Sen, 2005）。與之相反，Nussbaum則是在《正義的界限》（*Frontiers of Justice*）一書中，提供了一份「基本能力清單」，列出民主政府應該保障所有人民享一「最低門檻水準」（threshold level）的核心人類能力（central human capabilities），[11]其中幾乎每一項都與人類健康存在有直接或間接的關係。在

11　十項核心人類能力包括：活過正常生命長度（live a life of normal length）、身體健康（bodily health）、身體完整（bodily integrity）（免於暴力、有遷徙自由）、感覺、想像和思考力（senses, imagination and thought）、情感（emotions）、實踐理性（practical reason）、依附（affection）、對自然的關懷（concern for nature）、玩耍的能力（play）、對個人所處環境的控制力（control over own environment）（Nussbaum, 2007）。

此清單的背後隱含的，則是每個人都有「一個值得人性尊嚴的生命」（a life worthy of human dignity）的假設（Nussbaum, 2007: 71）。Nussbaum也明確表示這是一份「暫定的」清單，它可能會隨著其他理論提出的挑戰而有所修訂。

第二處不同在於，Nussbaum的能力途徑是對於約翰·羅爾斯（John Rawls）正義論的補充或擴張版本，處理那些她認為在羅爾斯原本理論架構下無法觸及的三大正義問題——身障、動物以及全球正義，但對於羅爾斯的社會契約論和康德主義傳統Nussbaum大致是接受的，也就是認為某種「超越式的」（transcendental）[12]正義或倫理觀點合理存在。而Sen則是認為羅爾斯提出的那種超越式的正義理論無助於解決現實問題，故他進一步主張一種比較現實境況的正義理念，而能力途徑則是提供這種正義比較的資訊基礎（Sen, 2009）。因此，儘管都是使用能力的語言，Nussbaum與Sen在能力途徑理論位置上的不同論證重點，使得在應用時需要特別予以區別。在下段中我將主要採用Nussbaum的能力途徑來發展對於健康人權的證成，並回應前述四項對於健康人權論述的挑戰，在基本原則不相牴觸的狀況下也會運用Sen所提到的概念。

---

12 超越式的具體正義或倫理觀念，指的是好像可以涵蓋所有人類生活處境，普遍適用的一組正義或倫理主張，不受到任何地方或條件的限制，都在規範上適用。

（二）能力途徑對於健康人權的證成

能力途徑與人權的關係是什麼呢？Nussbaum認為能力途徑本身即為人權途徑的一種，且使用能力的語言在兩方面可以使權利的語言更有精準度（2007: 284-291）。第一個理由，在於能力途徑可以避免基於消極權利傳統而對於權利所為的狹隘性解釋；反之，能力途徑重視積極權利的保障，「要確保公民在某些領域中享有權利，就等於要使公民具備有能力在該領域中運作」（2007: 287）。也就是去承認，權利是優先於政治和法律存在的，僅僅是有白紙黑字的法律條文、臚列了人民的權利，如《經濟、社會文化權利國際公約》第十二條所列健康權，並不表示人民**就享**有那樣的權利，尚且必須通過能力途徑的檢驗，也就是確保人民至少具有「最低門檻水準」的能力才可以；反之，縱使國際人權法沒有做那樣的規定，或者一個國家沒有成為締約方、或在國內通過立法賦予其國內法地位，能力途徑還是會要求各國政府有義務做到這一點。在這觀點上，回應前述的第二點挑戰，Nussbaum與Sen的意見是一致的——權利是優先於法律而存在的，而這正是基於對人性尊嚴的承認。從能力途徑的觀點來看，消極權利和積極權利的區分沒有實益，重點是人們要有能力去行使那些權利所保障的內容（Nussbaum, 2011）。

Nussbaum認為第二個使用能力途徑的好處，在於解決第一代與第二代權利的優先性問題。一般自由主義論者普遍認為第一代權利優先於第二代權利、二者在確保上是有

先後順序的（包括羅爾斯本人也如是認為），但能力途徑則會質疑，若沒有經濟與社會權利的滿足，例如居住、教育、以及本章所關照的健康，那言論自由、參政、集會結社等第一代的權利有可能有意義的實現嗎？顯見得，第一代權利實際上與第二代權利之間存在有很深的依賴性（Nussbaum, 2007: 285-290）。能力途徑的洞見使我們理解到，健康人權（以及各種社會權）的確保，深化了「即使是最保守者也會贊同的」消極權利的保障，二者實際上無法分割，並且回答了前述第一個挑戰——不同權利互相衝突時的解決之道，也就是必須保障每個個人在十項人類核心能力上符合最低門檻水準，至於這十項能力的最低門檻，則是不可取捨的。換言之，在每個人對於這十項能力的最低門檻獲得滿足以前，有限的資源則必須優先投入於其中。對於許多社會而言，要達成這十項能力的條件之嚴苛，毋寧是一種對於正義的高度要求，但它也提供了健康人權堅實的正當性基礎，如果我們假定當代的健康人權所要求的，通通包含於Nussbaum提出的十項人類核心能力之中的話。事實上，應該說這十項能力反過來使得健康人權所意欲達成的目標真正成為可能。[13]

由此看來，Sen和Nussbaum提出能力途徑可以更加深化

---

13 考慮到《世界衛生組織憲章》中對於健康的定義：「健康係指生理、心理與社會之完全美好狀態，而不僅是沒有疾病或羸弱」（Health is a state of complete physical, mental and social well-being and not merely the absence of disease or infirmity）。

與充實人權的論述正當性和成果的評估。對於健康人權而言，能力途徑的「每個人皆具有相等的人類尊嚴與自由」這個無可合理拒絕的基本價值前提，以及個人「自我決定」的目的，強化了每個人都應該獲得健康權利保障的論述，並且提供了檢驗健康人權是否實現、良好生活計畫是否可能的判準。而在這個判準之下，各國政府對於健康人權的義務範圍也就十分明顯了，他們不只要確保個人的消極權利不受他人任意地侵犯，也要採用矯正行動（affirmative action）來支持人們的能力的建立（Nussbaum, 2011）。

Sridhar Venkatapuram進一步發展能力途徑理論，朝向為健康權辯護，但這裡的健康權，似乎已經與健康人權有所不同。Venkatapuram認為，在健康不平等、或取得健康服務可近性方面的不平等，這些普遍被認為是健康人權的問題，其實並不是問題的真正根本，他主張，在能力上的不平等，才是造成這些「健康後果」不平等的關鍵。因此，人們應該擁有「得到健康能力的人權」（a human right to the capability to be healthy）（Venkatapuram, 2011）。透過這個論證，他將能力徹底包裹進入人權清單之中，這與Sen和Nussbaum以能力途徑來深化人權論述的方向剛好相反。

（三）能力途徑的限制

然而能力途徑接下來馬上要面對的問題是，如何決定哪些是必要的能力？例如，Nussbaum那十項人類核心能力是如何推導出來的？又必要至什麼水準才能夠被稱為「符

合最低門檻水準」？若無法回答這個問題，那我們只是把健康人權的界線問題往上推一層至能力組合而已，這也是來自文化相對論者的挑戰。

對此Sen提供了一個解法，他說「我們不一定要全部同意某個特定的人權觀點……只要我們皆同意到一個程度使得以人權為基礎的行動可以產生即可」，「即使沒有完全的同意產生，基於人權概念的論理的技藝（the art of reasoning based on the concept of human rights）本身即是對於一個更美好世界的貢獻」（Sen, 2012: 97），這意味著只要我們能夠透過「公共論理」（public reason）、以「公正旁觀者」（impartial spectator）的立場檢驗一個問題的實況，Sen稱之為「開放的公正性」（open impartiality），我們或多或少可以做出某些行動來矯正明顯不義的境況、或促進明顯正義的境況（Sen, 2009）。

但是，對於實際如何進行公共論理，Sen並沒有進一步具體的說明，而且公共論理概念對於他來說似乎是個不需多加證明的先備條件。[14]但這個解法讓人很難不質疑，若人們不具有基本能力，又如何能夠進行公共論理？若無法進行公共論理又如何能夠決定必須確保的基本的能力組合為何？如此即陷入了循環論證的困境，同時也無法提供一個

---

14 Sen似乎假定了在商議及互動的過程中，每個人都可以是合理的（reasonable），就像是羅爾斯所說的人具有兩種「道德能力」（moral powers）一般。

具體的人權清單，正如Sen在這多年以來不願意做的。[15]看來，健康人權或其必須能力的普世性依舊無法證成，或是說得轉向某種程序正義或商議式民主才能夠有解。

　　Nussbaum（2007: 78）對此挑戰則是採取一種巧妙的包容立場，她認為她所提出的十項人類核心能力清單，實際上已經涵括了對於多元生活方式（multiple ways of lives）的關懷和尊重，而出發點則是人類尊嚴的基本要求，此宣稱亦符合跨文化檢驗的結果。[16]前面曾經提到，Nussbaum清楚表明她的能力途徑是在羅爾斯的社會契約論的基礎上進行的擴充，也就是它僅只是一個部分的道德概念（partial moral conception），並沒有要涵蓋所有人類生活的所有道德規範，除了那十項基本能力以外，儘管留予不同團體中的人們產生交疊共識（overlapping consensus）的空間（2007: 70）。簡言之，若依Nussbaum的能力途徑確保人們與健康相關的能力，不需要去處理文化相對論的挑戰。但不需要處理，並不表示問題不存在，就此層面上能力途徑對於健康人權的論述而言沒有特別的助益。而且在核心基本能力上面，Nussbaum堅持保障最低門檻水準的滿足，是任何民主政府的基本義務，而且在各項能力之間不可因任何理由而有所取捨權衡（trade-offs）（2007: 85, 174-

---

15　儘管Sen在不同文章中的多處皆顯現出他認為教育、食物、健康等對於人類能力來說是十分必要的，他依舊沒有給出一個具體的人權或是能力清單。

16　儘管我們可以合理推測Nussbaum（2000）在主要是對印度進行跨文化的檢驗。

176）。比之《經濟、社會文化權利國際公約》規定中，容許各國政府依照自身資源能力，而對於公約所列權利的「逐步實現」（progressive realization），這個要求還要更嚴格，自然也會受到文化相對論者的質疑，況且這個不得權衡的理論堅持，在公共資源有限的狀況下（正如所有健康政策制定者都會遇到的那樣），顯得相當難以操作。另外也需要注意，能力途徑所要確保的標的最終是「能力」以及隨之而來的基本人性尊嚴處境，而不是確保實現實質的健康或福祉結果，這點與健康人權相仿，健康本身是國家無法確保的，因為其影響因素有太多可能，政策頂多能做到促成健康的能力或權利保障的條件（CESCR, 2000）。

最後，尚且存在一個「源頭的源頭」問題，亦即，這些優先於政治和法律的權利，以及相對應的能力，又是從哪裡來的？Nussbaum僅僅以「人類尊嚴」作為建構能力途徑的理論起點，她自己也提到「人類的基本能力是所有道德主張的根源」，這是種「直覺式的概念」（intuitive idea）（2007: 70），若缺乏人類能力，則那種人生將會淪落到「與人類尊嚴不相容的地步」（not a life worthy of human dignity）（2007: 78）。當然，必須承認的是，人性尊嚴這一概念具有強大的認同感和無可拒絕性，也有利於用來透過公共教育培養人們的良善（benevolence）和同理心（compassion）——這是Nussbaum的能力途徑的要求之一。但是僅只是因為人生而為人就應具有平等的人性尊嚴嗎？對於許多人而言這顯然不是不證自明的事情，如同學

者所指出，每個人擁有的「直覺」和Nussbaum擁有的「直覺」可能不盡相同（Harnacke, 2013）。就權利來源的問題，與其說能力途徑對此問題尚未提供令人信服的論證，不如說這本非能力途徑的要處理的範圍。

權利的極限

本章簡要回顧了健康人權自二十世紀至今的發展脈絡，以及在台灣社會的倡議經過。健康人權的論述面臨到過於空泛的正當性基礎、人權與法律的因果關係、健康人權為政治權利而非普世人權以及文化相對論等四個主要挑戰。我嘗試運用能力途徑來一一回應，並證成健康人權的倫理學基礎，亦即基於對人性尊嚴的承認，以及個人自由與自我決定的確保，必須保障個人的健康至一定程度使其得以具備社會功能。此程度即為健康人權的範圍所在，故健康人權必須以個人身處於社會環境中的實質能力來予以衡量，於是空泛的健康權利清單即有了具體的內涵，政府的義務亦趨明朗。

然而運用能力途徑證成健康人權依舊存有兩點限制，其一，由公共論理證成的能力或人權，尚需要較完整的程序正義或審議式民主加以補充；其二，權利的來源除了人性尊嚴以外，能力途徑也無法提供更源頭的理論支持。此外，作為法律的人權，其所要求的國家義務僅限於一主權國家之內部，除非是發生極為嚴重的人道危機，其他國家

原則不介入各國內政，就此而言，人權的觀點看似普世，卻是建立在碎裂且專斷劃分的國家主權邊界基礎上。

本章之分析純粹為理論上的探討，亦有學者批評，以能力途徑和人權互相增強倡議，有理論上之困難，需進一步實證檢驗（Birdsall, 2014）。未來可嘗試運用能力途徑提供的概念及測量工具來檢驗現實世界中的健康人權議題，國際上已有學者進行若干嘗試和方法上的討論（Brighouse & Robeyns, 2010; Fukuda-Parr, 2011），台灣亦值得考慮，一方面檢視政策不足之處、另方面也檢視能力途徑的實際應用能力，這是在本章當中尚未處理但卻相當迫切的問題。

本書第一篇探討了公共衛生中「公共」的邊界之辨，以及全球衛生中「全球」的邊界之辨，我們需要辨識出，對自己有意義的「倫理公共」位在何處，我們也需要在全球層級的「普世主義」與「在地主義」拉扯之間，找到行動的起點，我們發現到，某種樣式的社會團結似乎是衛生工作所必須的倫理基礎，最後，本篇結束於一個最普世主義的版本，也就是本章對於當代健康人權發展的討論。這些分析，是我們所生活的「現此時」每日公共衛生實作都會不斷遇到的問題，或是每日公共衛生實作所奠基的規範基礎。接著，在第二篇中，我要拉出時間軸的縱深，處理從現在橫亙到未來的跨時代倫理問題，探索那些可能的未來。

第二篇
可能的未來
PART II: The Future(s)

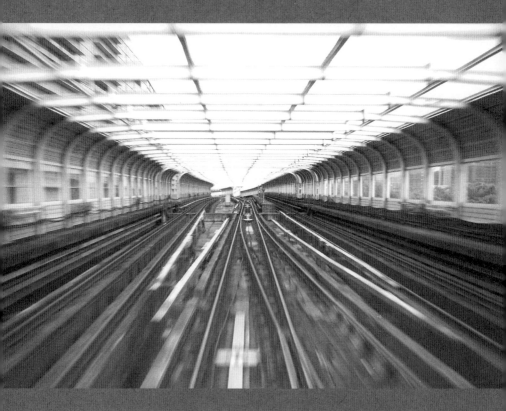

我們要往哪裡去？眼前的道路看似清晰，但過不遠就模糊了視線，我們時常囿於這樣的錯覺而只管埋頭向前。本篇試圖指出雖非顯而易見、卻可欲且可行的方向。

5

當我們說健保要永續時，我們承諾了什麼？永續理念的論述考察

What Have We Committed to When We Said that We Want a Sustainable National Health Insurance? A Discourse Analysis on the Idea of Sustainability

　　橫亙於現在與未來世代之間的一個重要（而且拜某些議題和科普教育所賜，可能是在普遍大眾之間最耳熟能詳的）倫理主張，就是「永續」的概念。極度約略地說，不管是哪種永續的版本（甚至僅只是修辭上的版本），都至少或明或暗地在主張某個東西，應該在現在世代、現在到未來中間的某個世代、乃至於到不特定時點的長遠未來世代，都獲得保障。進一步仔細考察，會發現這是一種極為強烈的倫理主張。究竟，「永續」的概念包含了哪些基本的倫理理念？這正是本章要處理的問題。

回顧歷史，自從1987年世界環境與發展委員會（World Commission on Environment and Development, WCED）發表報告《我們共同的未來》（Our Common Future，又稱為 The Brundtland Report）以來（WCED, 1987），永續發展（sustainable development）或永續性（sustainability）概念逐漸正式進入公共政策議程（曾裕淇、徐進鈺，2016）。在跨國及各國制度中，各種宣言、法律及政策紛紛對永續性加以琢磨；在民間社會，永續性也成為社會運動與非政府組織動員的主要訴求之一。時至二十一世紀的今日，永續發展可說已取得政治正確的論述高地，很少人（至少在廣義自由派人士之中）會質疑它的必要性和正當性，頂多去爭論什麼政策工具是最有效果（effective）、最有效率（efficient）達成永續的方法。但我們真的清楚我們所要追求的「那個永續」是什麼嗎？除了宣言中美麗的條文字句以外，永續的概念實際上隱含有若干規範性的價值預設，也就是說，當我們宣稱我們的目標是永續時，我們就「已經」肯定、擁抱了這些價值預設，並且願為此共同合作，採取能夠促成這些價值的集體行動。

　　本章立場認為：這是一群人，或構成政治共同體的一群公民，所共同做出的嚴肅承諾，將永續的理念加諸於那群人自己身上，而形成集體義務（collective obligation）。本章的目的，就是要透過分析具代表性的報告、文獻論述，探討永續性概念在不同發展階段的內涵演變，以及其中蘊含的規範理念。一方面，希望釐清永續概念的內涵，

瞭解當人們主張永續時到底做了什麼承諾；另方面，也進一步探討「永續的理念」作為一組正義觀，與當代共同體決策模式──民主政治──之間可能存在的衝突關係。本章首先回顧當代永續論述的變遷以及不同階段的理念內涵；其次，分析前揭理念對於公共政策有什麼具體影響，是否附帶隱含了其他理念，並以台灣的全民健康保險（下稱健保）為案例輔佐討論。

當代永續基本論述：世代間與同世代的公平分配

最早期的永續概念起源已不可考，如人類學研究發現，許多人類部落皆曾演化出與棲息環境共生的平衡關係，以維持環境負載力與社群大小比例，俾使社群能夠在一定物理範圍內維持生計（Sahlins, 1972；湯京平、簡秀昭、張華，2013；董恩慈、蕭世暉、蔡慧敏，2015）。這時候的永續概念，是先民在自然條件的限制下所發展出來，與當代社會中討論的永續在概念上已有很大斷裂（雖不乏有當代論者倡言可向他們學習）。

就當代而言，1970年代以來，過度的掠取自然資源，導致非再生資源快速耗竭、再生資源儲量低於自然再生之水準；過度的工業發展和都市化，則導致汙染排放強度大於環境能夠自然稀釋的程度。凡此種種，迫使人們思考人與環境的關係──人類若無止境開發與汙染，這些作為終將使人類社群自食惡果。於是出現永續性概念的原型，亦

即理解到地球只有一個（One Earth），人類終須在此星球繼續生存，因此維持人與環境的平衡對於人類本身的生存長期而言是至關重要的事。此處特別強調「長期而言」，乃是因為這是種未來導向（forward-looking）的擔憂，擔憂現在一時的環境破壞會對未來的人類生存造成不利，我將此時期論述的意識型態稱為「環境平衡時期」。

1972年，聯合國人類環境會議發表的《人類環境宣言》（Declaration of the United Nations Conference on the Human Environment，又被稱為Stockholm Declaration），算是在環境、生態領域揭櫫永續理念的第一篇文告（UN, 1972）。值得一提的是，此宣言特別提及兩個與自然環境無直接相關的項目，一是原則一的「維護人權、譴責種族隔離與殖民主義」，二是原則二十六的「消除大規模毀滅性武器」。同年，全球智庫羅馬俱樂部發表之《成長的極限》（*The Limits to Growth*）一書，指陳在地球自然資源的有限條件下，經濟不可能無止境地成長，換言之，到某一時候人類社會整體總會遭遇到經濟發展停滯，對於此限制，應提早因應未雨綢繆（Meadows et al, 1972）。儘管彼時永續性一詞尚未成為正式用語，不過其核心概念已若有神似——某種為了未來世代的某些權利／利益，而節制現在世代對經濟活動的追求。在爾後的四十多年，我們將要看到這個概念不斷地被人重新提起、演繹，乃至於成為政策指導原則。

此時期的概念發展，集大成於1987年世界環境與發展

委員會之報告《我們共同的未來》（WCED, 1987）。此報告給永續發展下的定義為「既能滿足現在需要，又不損及未來世代滿足他們需要的能力」的發展（development that meets the needs of the present without compromising the ability of future generations to meet their own needs），以達到人與人之間、人與環境之間的「和諧關係」（harmony）。這應是目前最為人熟知的永續概念。1992年的聯合國環境與發展會議上，各國簽署了《里約環境與發展宣言》（Rio Declaration on Environment and Development）（UNCED, 1992）、《聯合國氣候變化綱要公約》（The United Nations Framework Convention on Climate Change）、《生物多樣性公約》（Convention on Biological Diversity）等文件，將永續發展正式推至國際法律建制地位。台灣雖被排除於聯合國之外，行政院也於1994年成立「全球變遷政策指導小組」，後升格為「行政院國家永續發展委員會」（永續會）；2003年立法院通過《環境基本法》，永續會成為法定機構。

我們可以發現此時期的永續論述，本質上雖不脫人類社群自古早以來演化出，為了自身生存所需與環境維持的共生關係，但也已經超越傳統上對自然環境資源的考量，而擴及其他人類活動面向。這次人類做得比較好一點，承認了幾件堪稱得上理念的事情。《我們共同的未來》具體說明，首先，其對於永續發展的定義明確指出「現在」與「未來」世代之間的道德義務（moral obligation），而不只

是模糊的物種生存延續而已；其次，報告中也承認了人類對於其他生物（other living beings）的道德義務，這點明顯超越僅以人類生存為念的邏輯；第三，該報告明確定義何謂「基本人類需要」（essential human needs）作為估量永續定義中各世代需要的基準，包括居住、用水、環境衛生、健康照護等。

前述第一、三點，可歸納為一個理念：世代間（inter-）與同世代（intra-generational）的公平（equity）。世代間的公平在探討永續性的脈絡中相對直觀，要言之，就是不能只滿足現在世代的需要和慾望，而不顧及未來世代的需要。但為什麼永續也會要求同世代內不同群體間的公平呢？一種邏輯上的想法是，如果一個人是如此關心未來世代的公平，不管是基於什麼理由，他對於現在世代的公平起碼也會有相近程度的關心，如此他自己的立場才能一致（Solow, 1991）。我在此也提出另一種想法，其實，當永續性對於「基本人類需要」提出界定，並用做基準來評估現在與未來世代之間的需要滿足程度時，就已經隱含了一種「現在世代的需要整體而言已被滿足」的均質假設。如此，將現在世代與未來世代都抽象化之後，才能夠進行合理的跨世代公平評估。然而，這終究是為了討論之便設定的假想情境，實際上現在世代不同群體之間（如性別、階級、族裔、國家），不公平的程度顯然十分巨大。為了能夠繼續探討永續議題，我認為，我們必須假設永續的規範理念至少也包括同世代內群體之間公平。具體舉例而

言，一個促進世代間公平、但同時會惡化同世代內的不公平的政策，很難說是一個永續的政策。這是個相對不直觀，但不可或缺的要素。

經濟學家Robert Solow對於前述《我們共同的未來》揭櫫的永續發展概念提出重要批評，並提出替代定義：永續性必須給未來世代留下「至少和我們現在一樣好的生活水準的條件，並且使他們同樣能夠顧及他們的下一代」（to endow with whatever it takes to achieve a standard of living at least as good as our own, and to look after their next generation similarly）（Solow, 1993）。此定義修正了《我們共同的未來》當中對於「需要」過於無邊無際的範圍界定的問題。經濟學兼政治哲學家Sen更進一步延伸Solow的論述，將永續性涵蓋範圍從需要、生活水準，擴張至實質自由和能力（capabilities），也就是「既能滿足現在自由，又不損及未來世代擁有類似自由的能力」，如此更加強調人類作為行動主體（agent）的地位（Sen, 2009）。這些近期發展的延伸定義，擴大人們對於永續作為一種社會發展目的的視野，永續性不限於環境議題，也包括社會、經濟層面。

2000年代以來，聯合國進一步通過「千禧年發展目標」（Millennium Development Goals, MDGs）和2015年接續的「改變我們的世界：2030永續發展議程」（Transforming Our World: the 2030 Agenda for Sustainable Development），以及所屬的「永續發展目標」（Sustainable Development Goals, SDGs），成為推動國際合作發展的重要指標。有趣

的是，雖然以「永續發展」為計畫名稱，辨識出永續發展的經濟、社會與環境三個面向，並展開十七項SDGs（其中健康福祉列於第三位）（UN, 2015b），在其決議文本文中，卻沒有給予永續概念明確定義（UN, 2015a）。有學者認為這是因為很實際的理由，參與的各國除了經、社、環這三個基準線（triple bottom line）以外，在何謂永續上無法達成共識（Sachs, 2012）；亦有見解認為SDGs之永續發展定義係承襲自《我們共同的未來》（曾育慧、江東亮，2017）。

　　總結而言，橫亙永續概念的基本規範理念，是我們相信有某些東西（例如，有限的自然資源所生利益），在不同世代、以及同世代不同群體間，需要被公平分配。至於什麼是公平，在不同的發展階段有不同詮釋，此處不續探討。

永續的公共制度：穩定性與社會團結

　　假設我們同意前述永續概念，是公共政策所欲追求的目的，那麼這些公共制度的設計必須滿足什麼要求呢？換言之，一個永續的公共制度，有什麼前提條件？在這裡，我要提出第二個蘊含於永續性之中的理念：穩定性（stability）。不論是為了要確保需要（如The Brundtland Report定義）、生活水準（如Solow定義）或自由能力（如Sen定義）在當代與不同世代之間的公平分配，現在世代都必須要採用一套公共制度，它能夠對抗各種內外部壓力

（如經濟、人口、環境等變化），在不特定的長期時段之內，有效且持續進行符合永續的世代間與同世代不同群體間的公平分配。我稱此制度為穩定的公共制度。在政策實作上，如學者所指出的，穩定性至少要求了國家行政能量、法治以及民主課責（Fukuyama, 2014），對不論民主或非民主國家來說，要達成這些絕非易事。有學者提出永續發展中，政府和大型跨國組織、企業的「良善治理」（good governance）的重要性（Kemp, Parto, & Gibson, 2005; Meadowcroft, 2007），亦有將其視為經濟、社會、環境以外，永續發展要達到的第四個目標，認為政府應提供促成永續發展的各項公共服務（Sachs, 2015）。這個概念與本章所主張的制度穩定若有相似，但仍較侷限在探討政府、企業或公民社會組織內部的作為，相形之下，本章提出的制度穩定概念較廣，且尚需底下第三個規範理念。

依照政治哲學家羅爾斯的見解，穩定的公共制度必須由具有「正義感」（sense of justice）的人們來維繫。具有正義感的人們，視彼此為「自由且公平的道德主體」（free and equal moral agents）來進行社會合作、集體政治決策，並持續穩定地依照他們所認可的正義觀念的要求來維繫公共制度（Rawls, 1971）。這種對正義的情感依附，是來自人們對於正義觀念的認可（在此處指的就是永續的公平理念），而非人的自利或其他情感。但羅爾斯的推論，是基於人們「已經」身處於具有「正義制度」（just institution）的「良序社會」（well-ordered society）之中（Rawls,

1971）；而在我們所身處的（顯然是）非良序的社會中，維持制度穩定的正義感要從何處而來呢？

我主張，除了公平與穩定性以外，永續性尚隱含有第三個理念——它要求社群成員之間共享某種社會團結（social solidarity，或譯為社會連帶）（Dawson & Verweij, 2012; Krishnamurthy, 2013; Prainsack & Buyx, 2011）。一方面確認負有確保永續的道德義務、必須採取共同行動的社群「範圍」（scope），另方面亦作為支撐前兩項理念實踐的背景條件。這個團結的範圍可能依照議題與行動需要而變動（如部落、社區、民族、國族、物種），但不論如何它是有限範圍的。在此範圍之內，人與人之間具有特殊的歸屬感（belongingness）、連結性（connectedness）或情感依附（attachment），讓人們能夠超越純粹自利和自我風險的計算，願意為了某些他們認為「相關領域」（relevant respect）的共同風險，來負擔「互相幫助的成本」（costs of mutual assistance）（Prainsack & Buyx, 2011），以採取集體行動（Sangiovanni, 2015）。

在探討永續性的脈絡中，所謂的「相關領域」，即是永續性要求的世代間與同世代間的公平，對於此公平有所承諾的公民們，故而願意支持永續的公共制度，使其滿足穩定性的要求。如此，即使沒有羅爾斯假設的「良序社會」和衍生的「正義感」，人們也能有適當的公共情感來維繫制度穩定。就現實角度而言，個別政策底下的團結感也是可能達成的，這是我之所以主張社會團結為前兩項理

念的背景條件之因。社會團結的概念，在健康與社會福利政策上已有許多討論，尤其在社會保險領域幾乎被視為應然、實然上不證自明的基本前提，但將其詮釋為永續概念的規範理念之一部，為本章之新嘗試。究竟社會團結的具體內容、形成機制、規範性之理論依據等，在學理上有許多討論，在此我並不特別偏好採用哪個版本的定義，重點在於強調永續概念之中的這個面向。

有一點需要特別說明，本節目前為止討論的「永續的公共制度」，大體限制於一個領土國家（territorial state）範圍之內，因此，社會團結的範圍自然也限於相同範圍。但我並非主張，有關於永續的討論以及政策介入，只能限於個別領土國家的範圍之內，如前述聯合國系列宣言及政策，就是跨國界的介入嘗試。我提出的第二、三項規範理念，實際上在此際相當合適用來分析這些介入。例如，是否形成了具有穩定性的公共制度？參與者是否在一定有限範圍內（即便這個範圍大至全人類這個物種），具有某種程度的團結感，並認可一種正義的永續觀念？

最後，我在本章以台灣的健保制度為例說明，除了一般關注的健康體系財務永續性（financial sustainability）（Liaropoulos & Goranitis, 2015; WHA, 2005a），也就是有關「健保會不會倒」的討論之外，一個真正永續的健保制度——或者廣義而言任何公共體系——也必須滿足上述討論三種規範理念的要求（請參考表5.1）。在永續的健保制度底下，首先，就公平的理念而言，現在世代內部不同群

體之間，其負擔是公平地分配，而且皆享有平等醫療服務可近性（equal access to health care）；同時，現在的制度安排，能夠確保未來世代的醫療需要（如《我們共同的未來》定義）、確保未來世代能享有至少不比現在差的平等醫療服務可近性（如Solow定義）或確保與醫療服務相關的實質自由與能力（如Sen定義）。其次，就穩定的理念而言，當面對各種內外部壓力時，健保制度仍能夠持續維持其原始設計欲追求的正義觀念（如前述三種永續的公平定義），不會因受到壓力就便宜行事，而採取便於一時度過危機，但長遠而言對永續公平造成危害的短視措施。第三，一群具有明確範圍的人們，彼此之間普遍認可此正義觀念、具有醫療方面互惠關係的情感連結、共享社會團結，而且其強度足以構成道德義務的形成，因而願意承諾為此目的付出互助的成本，採取集體行動。如此，即使主責健保制度的行政部門或由於自身利益考量、或受迫於立法部門的要求，而一時意欲採取前述短視措施，公民的輿論壓力、政治意向及公民社會組織行動，仍會將制度導向原本的目的，不至於過分偏離。

在這些情形下，人們就能有信心地說出：「我和你之間不是隨便無關的兩個人，我們在彼此公平滿足醫療需要上有互相幫助的義務」。這裡的「我和你」，包括同處於現在世代的兩個人，也包括分別處於現在世代與未來世代的兩個人。以上便是一個永續的健保制度可能呈現的樣貌。

表 5.1　永續的健保制度檢核表

理念	符合永續的情形——回答「是」者達六項時
公平	1. 現在世代內部不同社會群體之間，其負擔是否公平分配？
	2. 現在的制度安排，是否能確保未來世代的醫療需要、與現在相當水準的醫療服務品質、或是與醫療服務相關的實質自由與能力？
穩定	3. 面對外部壓力，健保制度是否能夠維持其原始設計所欲追求的正義觀念，例如，平等的醫療服務可近性？
社會團結	4. 人們對於此正義觀念是否普遍認可？
	5. 人們之間是否存在有醫療方面互惠關係的情感連結？強度是否足以構成道德義務和集體行動？
	6. 此連結的範圍是否有明確邊界？

資料來源：作者彙整自製。

討論

　　以上討論分析永續的制度隱含的三個理念：公平、穩定與社會團結，並試以健保制度為例，說明我提出概念之可能應用方法。但我們作為一個集體行動的政治共同體，還要回答「為什麼我們要追求永續？」的問題。為什麼我們對於現在和未來世代有這樣的道德義務？早期「環境平衡時期」的論述，首先給予未來世代一定程度的道德地位（因此他們的需要值得保護），後來永續的範圍從環境議題逐步擴張至各個社會面向，保護標的也從對於需要和可

用資源的確保，擴張至生活水準、實質自由和能力等，顯見得永續作為一組正義觀念，其內涵是不斷演變的。而我們可以反思的是，為什麼我們「應該」依照這組正義觀念來採取集體行動呢？

最直接的主張是某種康德式的回答：因為這組永續的正義觀念是橫貫古今的、完善的（comprehensive）的正義觀念，而我們根據人性尊嚴本身的要求，自然就有義務要擁護此價值（Nussbaum, 2007）。效益主義式的論點，或許會主張這組正義觀念，最有利於實現最多人的最大幸福。社群主義者或許會主張，因為這組觀念正是政治共同體所欲追求的共善（common good）。

但熱心的民主政治擁護者可能會提出質疑：除非這組永續的理念是受到民主程序所認可授權的，不然它並沒有指導集體政治行動的規範地位。若政治共同體透過民主決定採取一種「不永續」的生活方式（如竭澤而漁、掠奪未來世代），只要這個程序（理想上）是民主的也就無可厚非。換言之，對他們來說，永續的理念可能也只是眾多理念中的一種，必須與各理念一同在民主的競技場上搏鬥、廝殺。

或許有讀者注意到，本章到目前為止只在回顧永續概念變遷時使用「權利」（right）這個詞一次，而且也沒有給它精確定義。誠然，在永續的討論中，權利這個概念也經常被使用，例如，主張未來世代享有某種能向現在世代主張的權利，因而我們現在世代的人需要對其加以考慮而節制

行為（Weiss, 1990）。在宣言和法律文件中，亦常見直接將不分世代的人權保障直接視為永續發展的目標（包括The Brundtland Report、The 2030 Agenda）（UN, 2015a; WCED, 1987）。《里約環境與發展宣言》在原則三，就直接說出「（現在世代的）發展權（the right to development）在實現的同時，必須平等地符合現在與未來世代的發展和環境需要」（UNCED, 1992）。亦有學者主張，世代之間存在有法律上的權利義務關係，應發展「代際法」（Intergenerational Law）來加以處理（李建良，2016）。這裡僅點出「權利」概念和語言在永續議題上的運用，但已經超出本章所處理範疇。

　　另外，我在此同樣無法處理的，是第一個規範理念「公平」的實質內容。本章中僅回顧幾份在永續議程上具代表性的宣言、文獻的見解，然在文獻中，尚有與之相關的一系列關於「世代公平」（intergenerational equity）以及「世代正義」（intergenerational justice）的討論（Daniels, 1983；Tremmel, 2006；Van Parijs, 1998；施世駿，2013；黃忠正，2012；董安琪、謝餘慶，2017；戴華，2016）。此二者不論在規範理論層次上，或台灣的健康體系實務上，皆相當值得另闢專文探討。最後，我提出永續的三個理念，意在拋磚引玉，而非提出一個窮盡的理念清單，如本章之中對永續論述變遷的回顧所見，哪些理念受重視、哪些理念被拋棄，實乃持續爭辯中的議題。

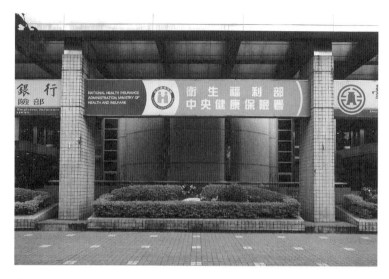

我和你之間不是隨便無關的兩個人，我們在彼此公平滿足醫療需要上有互相幫助的義務，這份義務（至少有一部分）透過全民健保而實現。

世代間的約定

在後神權、文化戰爭的當代，如學者所宣稱「啟蒙已告失敗，現代性已經終結了。再沒可能找到一種讓所有人都能夠擁抱的，關於人類尊嚴、人類平等的觀點；政府也不可能據此觀點實施相對應的政策。當一個人不再擁有如神一般的全知視野，他再無法從各種多元觀點中挑選出一個絕對正確的觀點」（Delkeskamp-Hayes, 2015: 135），若果真如此，則我們再無至高無上的權威可以將正義觀念定於一格，來賦予我們行動的意義、來指導我們的共同政治生活，我們只能依靠我們自己。

假若我們認為永續的理念是值得擁護、推崇的價值，是我們應該追求的生活方式，但我們同時又是民主政治的擁護者，那麼，我們可能需要成為理念的捍衛者，不斷透過強化論述、公開討論、政策倡議等方式去傳遞、去說服大眾相信永續的理念，對此理念做出共同承諾，將道德義務加諸於自己身上。行動不能只是期待政府由上而下的推動，而必須透過學術社群、公民社會全方位的動員、組織和倡議（Sachs, 2012）。如此，我們才能有把握地說：追求永續不僅是公民向政府要求的民主課責，也是政治共同體成員負有的道德義務。健保制度也好，其他衛生福利政策也好，都是實現永續目標的工具，真正要維繫的是三個永續的理念：公平、穩定、社會團結。對這三者的分析能幫助我們釐清當前世代的道德義務，或說，我們要捍衛的「那個」特定版本的道德義務。

　　最後，本章附篇是一個我過去的創作，雖然不屬於傳統的學術體裁，而更近似架空的世界，但我相信，透過其中探討的假想長照政策情境，應該能夠使永續的三個理念更易於想像。

　　接著，在第六章我先處理一個程序問題，也就是民主政治如何符合永續的公平、穩定與團結要求，將未來世代的考量納入決策程序中，這個問題對於「老化民主」政治共同體來說特別重要；在第七章，我要說明被永續所要求的團結感，可能有什麼形式，我會考察當代幾種可能的選項，最後並提出一個實質的判斷，指出我認為最適合台灣處境的，是某種「關照民族主義」（caring nationalism）。

照顧考，或二十一世紀台灣長照制度啟示錄

On the Order of Caring; or, Revelations from the Long-Term Care System in the Twenty-First Century Taiwan

獻給

尊貴的大洋邦聯執政團及全體公民

人類發展研究所

政策史學群

2108年

壹、前言

本報告透過分析史料文獻，重現二十一世紀中葉以前（約介於公元2010年至2051年之間），台灣社會對於

失能老年人長期照顧之制度安排，目的在於考察一個未解之謎：為什麼在那個社會中，人們明知道以社會保險為財務基礎的長照制度無法長久穩定維繫仍執意採行，終致2051年的「負擔奇點」（burden singularity）[1]發生，社會的照顧秩序完全崩解？[2]

　　照顧秩序在今日已非人們普遍關注之議題，但根據各種立法措施、公共政策，甚至是跨國的宣言、條約等文獻記載，二十至二十一世紀的人類文明相當重視社會中照顧需要的滿足。當時人們對此理念是如此珍視，卻親手透過制度實踐一步步將其徹底摧毀，而在台灣實施「長期照顧保險」（2017－2035）以及其後續「守護下一代照顧保險」（2035－2051）的三十餘年間，為何決策者皆沒能及時發現問題？又為何專家學者、有志之士，也沒能將其具備的知識洞察，轉化為有效政治行動來影響決策？對於我們政策史學者而言，這是個值得探究的謎團。

1　負擔奇點，係指一社會制度的照顧負擔過度不均勻地分布於不同世代之間（有時具有不公平、不公正的意涵），到達某無法負荷的衝突程度時，發生後來世代對於制度的徹底背叛，通常產生制度被廢棄、終止的結果。

2　照顧秩序崩解後的社會，可能發生的情形有許多樣，不過一般而言，這種社會中不再存在一種通行的、對於失能長者之照顧需要該如何滿足的普遍共識。或許由民間組成共濟組織，或許失能者遭家人遺棄，不論如何，既無共識，因此不會有公共制度對此加以介入。

貳、研究問題

　　社會照顧秩序崩解並非異常現象，在整個二十一世紀的歷史中我們已經看到，當時被視為已開發國家的社會，幾乎沒能免於此趨勢發展。國家，是當時人們常用以描述具有壟斷武裝力量的政治共同體的名詞。已開發國家，則是少數因為歷史政治社會等因素，在二十至二十一世紀經歷完整工業化、資訊化的產業發展，並建立複雜福利制度以確保人民基本需要獲得滿足的富裕國家。本報告的研討案例台灣，即為曾經存在於太平洋西側、歐亞板塊及菲律賓板塊交界處的島嶼國家，屬於較晚進入已開發國家行列的後進開發國家，而此特點正是我們選擇台灣為案例的第一個理由。

　　後進開發國家相對於第一代已開發國家，其產業轉型以及福利制度發展進程較晚，福利擴張通常發生於政治民主化之後三十年內。以台灣而言，就是約介於1987年至2017年之間。這個特點，使得後進開發國家，在建立其福利制度時，有較多資訊來作為決策的依據；也是這個特點，使得這些國家的選擇特別令人費解。從事後觀點來看，他們決策的時間點，應該已具備足夠關於福

3　在二十一世紀早期文獻中，有時亦被視為社會權（social right）、社會公民權（social citizenship）或人權（human rights）的一部分。

利制度的知識，也就是認知到，以「隨收隨付」這種同時收取財源、同時支付服務或補助的財務設計為基礎的福利制度，必須建立於經濟穩定成長（或至少維持不衰退）以及人口穩定成長（或至少維持不衰退）這兩個前提條件之上。依文獻記載，我們可以合理推測，在2010年推出長照保險構想的台灣，人們應該也已知這兩個條件於當時的台灣社會並不存在。例如，官方統計即呈現，自2017年台灣整體人口開始減少，該年六十五歲以上人口比例開始大於14%（行政院經濟建設委員會人力規劃處，2010）。

選擇台灣為案例的第二個理由，乃是因為相比於其他已開發國家，深受漢人文化和儒教倫理傳統影響的台灣社會，原本就較傾向於將失能長者的長期照顧視為個別家庭的私人責任，例如「孝」（xiao）和「養」（yang）的核心價值。據此，我們推測台灣社會在面對到要如何處理不斷增長的照顧需要的難題時，應有除了擴張福利制度以外的政策選項。即使如此，決策者仍然放棄了此傳統模式，走向長期而言具自毀傾向的福利擴張。

面對這些顯而易見的事實和選項，為什麼當時台灣的決策者會繼續堅持採用「隨收隨付」財務制的長期照顧保險來滿足人們的照顧需要呢？本報告發現，「民主的短視悖論」、「樂觀主義經濟／人口／科技發展期待」與「一廂情願的世代間連帶」這三個理由，或可用

來解釋此謎團。以下一一探討。

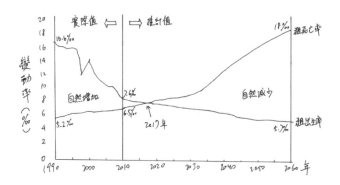

資料來源：《2010 年至2060 年臺灣人口推計》，人類發展研究所檔案館，新世紀典藏計畫，4718-2 子計畫，2100 年。典藏檔案原始出處：行政院經濟建設委員會人力規劃處（2010：13）。作者重新繪製。

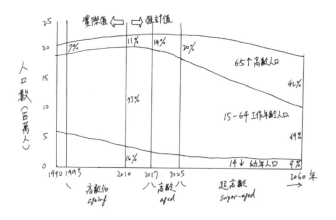

資料來源：《2010 年至2060 年臺灣人口推計》，人類發展研究所檔案館，新世紀典藏計畫，4718-2 子計畫，2100 年。典藏檔案原始出處：行政院經濟建設委員會人力規劃處（2010：18）。作者重新繪製。

參、研究發現

一、民主的短視悖論

　　我們必須承認，這理由完全不是什麼新的創見。民主的短視悖論（the paradox of shortsighted democracy）一詞簡單摘要了以下事實。首先，我們討論的二十一世紀，長照制度都是存在已開發或後進開發的民主國家之中，既然是民主國家，其最高政治權威——也就是所有決策的合法性根源——是人民主權，以及代表人民主權將集體意志付諸施行的一系列制度，如憲法、行政、立法、司法部門等。[4]人民主權中的「人民」，也就是擁有政治權利的主體是誰？就我們對當時制度的考察，所有民主國家的人民，多是指十八歲以上的成年公民。其次，姑且假設當時的民主制度設計（不論是所謂代議民主或直接民主），能夠完整將集體意志付諸施行，當時的研究者發現，這些成年公民在進行選擇時，總是偏好自己當下的利益，因此我們可以說，集體意志所偏好的，也是集體當下的利益。

4　請讀者留意，直到約二十一世紀六十年代，民主政治都是富裕國家所普遍實施的政治制度，這與我們今日的理解十分不同。當時人們認為民主制度有至高的工具性和內在性優點，甚至在二十一世紀初，民主政治所向披靡大肆擴張時，有樂觀者斷言此種政治制度會是人類政治制度發展的「最終型態」。

綜合這兩點就產生了一個悖論，如果一個民主制度完美的實現，該社會的長照制度安排就會是著眼於滿足實施當下的照顧需要，但同時，也就表示該制度注定無法考慮長期、未來的照顧需要。因此，雖然留存至今的各種名義上由民主程序產生（雖然我們對此保持懷疑態度）的宣言、條約均顯示，當時人對於「滿足照顧需要」此價值極為珍視，其背後隱含有一假設：未來公民的照顧需要並不在考慮之中。儘管民主國家的存續是連續的，但在任一特定時間點做出的決策卻是斷裂的，在那個時間點，必然已經存在有成年公民以及未來公民兩個群體，而後者就被排除在考慮之外，因此即使能隨時間推移而對制度做出修正，[5]僅能延後而無法避免「負擔奇點」的到來。更不用說，在史實中的民主制度，少有如此完善的設計，其中參雜了更多偏狹的團體利益，使決策結果反映集體意志的程度更低，也更無所謂理念或價值可言。

在台灣的狀況中，決定採用長期照顧保險制度，一方面是行政官僚基於過去推行社會保險滿足醫療需要的成功經驗，希望也在長期照顧上如法炮製，故於2017年

5　例如，2035年不堪長照保險連年虧損，台灣地區立法局通過《守護下一代照顧保險法》，取代舊有之長照保險。但其內容，卻是更為徹底的跨世代資源轉移──將更多照顧負擔加諸於未來公民。

實施此方案；另方面也是滿足台灣社會不斷上升的照顧需要所產生的極大社會壓力，許多無力負擔照顧重擔的家屬，希望將照顧責任轉移至社會整體來承擔。[6]這兩個方向對於政治菁英（也就是決策者）來說是一拍即合，行政官僚提出的方案既可以簡便滿足社會需要，自己也可以因而獲得在民主社會中存活所必須的政治支持。於是，官僚滿足民主課責的要求（以及自身存在價值的證成）、社會滿足照顧壓力的宣洩、政治菁英獲得支持，這三贏局面中唯一要付出代價的，則是彼時尚未成年、以及尚未出生的未來公民。

二、樂觀主義發展期待：經濟／人口／科技

當時並不是沒有人發現這種制度安排有無法穩定存續的問題，但每當有人提出質疑時，人們總會用一種相當樂觀的態度去回應。例如，人們會認為經濟成長停滯只是一時的，只要社會經過集體努力、產業轉型、政府補助、英明領導者擘劃等等原因恢復熱絡經濟活動，那麼前述維繫福利制度的經濟條件即可滿足，而顯然當時的論者認為，這些情況是很可能發生的。同樣，維繫福利制度的人口條件也是。雖然人們確知在二十一世紀上半葉，因第二次世界大戰戰後嬰兒潮所帶來的人口紅利

6　所謂傳統倫理價值在面對到實質的照顧重擔時，似乎變得無關緊要。

即將耗盡，許多論者還是樂觀地認為，只要社會經過集體努力，生育率能夠恢復到使符合福利制度人口條件的替代水準。[7]也有論者認為，因為科技發展的突破，高效率且平價普及的照顧科技能夠大幅降低所需成本，或壓縮失能與死亡之間的時間差，因此即便長照制度並未滿足經濟和人口兩個條件，仍能照樣維繫。

　　如今我們知道，至少在台灣，這兩項對於經濟以及人口的評估都毫無根據地過度樂觀。就人口結構而言，2010年以後低迷的生育率從未往上回升，頂多維持不變，而戰後嬰兒潮世代在生命末期暴增的照顧需要，正是導致台灣社會在2051年達到「負擔奇點」的直接因素。就經濟而言，未能轉型的產業結構，使經濟成長年年都在0%至3%之間擺盪，並間接造成台灣於2030年被迫與中華人民共和國簽訂《尊嚴自主、全面貿易暨和平協議》，受中國實質軍事、政治及經濟控制，其後數十年間的經濟成長，在某種意義上而言，僅是中國中央政府為維持政局穩定而對台灣地區實施的補助方案。[8]

　　至於照顧科技，或許是因為二十一世紀初資訊科技的突飛猛進，各種第三波、第四波的言論，讓人們對於

7　一個有趣的故事是，當時人們認為可以提高生育率的方法之一是舉辦徵文比賽，以高額獎金徵求宣傳生育重要性的語句。

8　被中國控制的台灣地區，仍維持有區域性的民主制度，因此前述「民主的短視悖論」仍適用。

科技的發展曲線有過於樂觀的評估。但即使至今日，照顧工作仍需要仰賴大量人力，更不用說是制度崩潰的2051年之前了。持平而論，若干新科技（包括新制度）的發明，諸如遠距評估技術、預防失能之身體監測技術、社區式服務輸送模式、更為累進的保險費率等，或許延後了台灣社會達到「負擔奇點」的時間，但由於在2020年代大量仰賴的二十多萬外籍照顧人力未能獲得即時補充，造成極大照顧缺口，遽增的成本抵銷了新科技的延後效果，因此就趨勢而言制度的崩解仍是無可避免。「科技奇點」沒能趕上在「負擔奇點」之前到來。

三、一廂情願的世代間連帶

在二十一世紀為長照制度辯護的眾多論點之中，最少被明確提及，但也最常被當作隱含價值預設的，非「一廂情願的世代間連帶」（wishful intergenerational solidarity）莫屬了。即使明知道以社會保險為財務基礎的長照制度，會遭遇到制度安排崩解、滿足照顧需要價值無以為繼的情況，但仍堅持採用之，乃是因為當時的人們熱切相信另一個價值會持續存在，也就是分享於不同世代之間的「世代間連帶」。對於信仰這種價值的人們而言，前述民主短視悖論以及過度樂觀主義所造成問題，都可以由「世代之間承諾彼此願意相互幫助扶持、共同承擔照顧需要」的方式來解決。由於互相承諾，因

此不論照顧負擔如何不均勻地分布於不同世代之間，所造成的衝突都不會大到社會無法負荷的程度，因此，使制度崩解的「負擔奇點」在理論上永遠不會到來。

為什麼當時人們會普遍信仰這個價值？[9]這是我們相當好奇的事情，但從殘存文獻看來，這恐怕會變成另個未解之謎。我們只能猜測，或許基於二十一世紀之前社會不斷進步、上一代不斷遺留更多資源、更多機會給下一代的這種普遍人類生活經驗，造成他們對於世代之間的信任感和傳承的責任感較強，[10]因此自然也期待他們的下一代對他們有相似水準的信任感和責任感。但我們可確知，這個基礎在二十一世紀上半葉之後已不存在，下一代所獲得的是更少資源，卻被加諸更多責任。從事後的實證觀點而言，世代間連帶僅是當時人們一廂情願、單方面對於後代的價值要求，實際上則是加諸於未來公民的制度束縛，「負擔奇點」到來只是早晚問題。

以台灣的案例而言，2010年在長照保險構想首度被提出時，公眾辯論的焦點多半聚集於制度設計，諸如實

---

9 當然，有可能他們只是想要為自己的短視找尋開脫之詞，那麼此價值就只是純粹的政治修辭而已，無需再深究。但我們暫且存著良善之心，推定他們是真心信仰。

10 其實，如果通常狀況都是繼承利益多於負擔、獲得的權利多於被加諸的義務，要後代有較強的責任感並不需要太多誘因或要他們付出太多成本，反而他們還會樂於去爭取這個榮譽。

際保費如何收取、保險基金如何支付給服務提供者、保險給付水準高低、老人的失能需要如何評估、服務如何輸送等等，但對於制度安排本身強烈的世代間連代價值預設，竟然幾乎沒有人提出質疑。顯見得，這在當時（至少在政治菁英與官僚階層）是非常普遍的信仰。2035年，為了回應長照保險長年以來無法滿足的高漲照顧需要落差，決策者提出《守護下一代照顧保險法》，進一步將更大比例的照顧負擔加諸於新生世代身上，其背後所根據的，是更為徹底、堅決的世代間連帶預設。然而，我們可以看到，隨著扶養比上升、照顧負擔分配在世代之間不斷地傾斜，最終無可避免地發生驚天動地的巨變。

肆、結論

希望讀者在看完本報告的分析之後，能夠初步瞭解台灣的長照制度無法穩定維繫，以及社會照顧秩序崩解的原因。至於崩解後的社會生活境況，已非本報告所能涵蓋，尚待進一步研究。2063年，因為一次核融合實驗失敗導致土地無可復原的汙染，當時的中國政府不得不放棄台灣，僅將健康人口撤離至中國內地，台灣的人類社會歷史就此終結。雖然如此，本報告分析發生在台灣的照顧秩序崩解，並提出三個因素，可用於和相似條件

的其他國家／地區進行比較，應有一定解釋力。由於二十一世紀前中葉的文化條件和社會價值與今日極為不同，因此讀來可能有些難以置信、甚至驚世駭俗，請讀者務必將本文的解釋、用語等置於當時的脈絡來思考，才能有最大助益，這點還請讀者特別留意。

　　好奇的讀者可能會想，假若當時台灣的決策者並未堅持實施長照保險或其他類似的「隨收隨付」制度，台灣的照顧處境是否會有所不同？例如，沒有公共的照顧制度安排，完全交由私部門自行解決，「負擔奇點」會更提前或是延後到來？這是未來研究可進一步探詢的問題。最後，本報告的研究發現，除了單純的歷史知識趣味以外（請原諒我們這些政策史學者的無聊癖好），也可以促使我們這代人反思，對於所謂理念的追求，若輔以與理念具有內在矛盾的制度設計，會對於整體社會造成多大影響，相信這點對當代政策制定者應有所啟發。

附錄

參考書目

行政院經濟建設委員會人力規劃處。2010。《2010年至2060年臺灣人口推計》。台北：行政院經濟建設委員會。

6

老化民主的衛生治理

Health Governance in Aging Democracies

社會確實是由一個契約所建成⋯⋯而既然社會成員的
夥伴關係無法在幾代以內完成,這種夥伴關係,不僅存在
現在活著的人們之間,也必然存在現在活著的人、已經過
往的人、以及未來將要出生的人們之間。

—— Edmund Burke[1]

本書已經探討了從全球到在地的衛生倫理議題,本章
將繼續探討通往未來的人類社會與當代之間的倫理關係,

---

1   原句為:"Society is indeed a contract... As the ends of such a partnership cannot be
obtained in many generations, it becomes a partnership not only between those who
are living, but between those who are living, those who are dead, and those who are
to be born."(Burke, 1790:80)。

也就是跨世代之間的公平、團結，以及其與民主政治的關係。「人口老化」（population aging）或說「高齡社會」（aging/aged society）的處境，對人類社會的民主政治帶來前所未有的挑戰。討論人口老化成因的文獻已經眾多，本章重點將會放在人口老化搭配上民主政治，對人類社會生活以及民主政治本身，所可能造成的衝擊。

如前章所討論，對任何國家而言，能夠確保所有人公平取得醫療服務機會的「永續的」健康體系與「全民健康覆蓋」的理想（WHO, 2014），依照其內在邏輯，必然從現在延伸到某個不特定的未來時點。但在這理想之下的現實是，各國健康體系與廣泛福利體系，無不是在預借未來世代的資源，用以支付現在世代的健康照護和福利需要，「世代之間的轉移」（intergenerational transfer）幾乎是單方面從未來轉向現在，台灣採用隨收隨付制的全民健保也不例外。雖然有反對意見認為這種論述是過度強化了世代之間的衝突（Cylus, Normand, & Figueras, 2018; Greer et al., 2021; Gusmano & Okma, 2018），但這幾乎是經濟發展經歷轉型後，加上人口結構老化的自然結果。[2]

本章稱正在或即將經歷此階段的民主國家為「老化民

---

2 有關人口老化對醫療支出的影響，是一個基本邏輯與結構上的推想，實際如何，要視各國不同狀況而定。台灣國內研究也已有些相關資料證實此擔憂，可參考：Liu（2020）；文羽苹、黃旭明、江東亮（2012）；李大正、楊靜利、王德睦（2011）；徐敏鐘、廖珮如（2015）；梁景洋、韓幸紋（2020）；劉嘉年、楊銘欽、楊志良（2001）。

主」（aging democracy），[3]並主張當前福利處境搭配上老化民主，會對民主作為一種人類政治組織形式造成全新挑戰，也會對於未來世代不正義剝削，稱之為「老化民主的悖論」（the paradox of aging democracy），這是當前衛生治理的主要難題。對此挑戰本章提出幾種在民主理論或制度設計上可能的回應方式。

民主政治與當代福利處境

民主政治的歷史相對於人類歷史中的其他政治組織形式，僅存在非常短暫的時間。過去在歐洲古希臘、羅馬時代，有過短暫的民主共和體制，但當時的公民組成有很大的限制，包括財產、性別、種族上的限制等，暫且不論。當代的代議民主政治，發軔於十七世紀英國的議會（parliament，舊譯為巴力門），之後到得今日一人一票、有平等政治權利的普遍選舉權（universal suffrage），也不過就是一百年以內的事情。另外在晚近三十餘年間，也有越來越多樣的直接民主（如公民投票）、參與式民主（如公共審議、公民會議、參與式預算）等民主政治形式發展出來，不過代議民主仍是最主要的民主政治模式。短時間之內，民主政治已經成為人類政治組織形式的最合法、最

3　「老化民主」英文或作ageing democracy，此一用詞我在別處曾提出（Yeh, 2022），不過「老化民主的悖論」首先於本章提出並詳加論述。

正當形式，二十世紀末蘇維埃鐵幕瓦解時，甚至有民主大獲全勝，人類（政治知識與組織發展演化的）歷史已趨終結的短暫樂觀榮景（Fukuyama, 1989）。

今日那般榮景已不在，民主似乎有退潮的傾向。有許多理論家提出不同的政治組織形式，這些多樣形式可能在某些層面上優於民主制，例如較有效率、較可促進某些層面的人類福祉，例如中國模式威權治理的挑戰。民主政治本身，也受到看似符合其內建邏輯的「民粹主義」（populism）挑戰。學者曾定義，民粹主義「是一種特別的政治道德想像，是一種認知政治世界的方式，這個意思的設定是，讓道德高尚和完全統一的民眾，來對抗腐敗或是在其他方面道德較差的菁英」（穆勒，2018：57）。民粹主義者會主張，菁英和制度是腐敗的、不道德的、意圖不正當奪取（廣大人民的）利益，只有他們自己才能代表「真正的人民」的意見、聲音、利益，其他政黨或反對者的宣稱都是偏狹的、虛假的、不是真正的民意，因此只有他們象徵性地代表「真正的人民」。民粹主義使得有效的政策實質討論時常難以進行，政黨或政治人物常直接訴諸看似樸實直觀的道德訴求（如「長照悲歌」、「窮人沒資格生病」、「孤獨死危機」等），加之媒體的大肆渲染，要求國家增加各式「對現在世代」的照顧保障。

儘管有這些挑戰，民主政治，以及同時存在的基本權利保障，以及自由保障，使得其最能夠避免任何形式的壓迫和宰制，雖然不見得總是能夠達成最好，但能夠相對避

免最壞的人類生活處境。即使單以群體健康作為衡量標準，實證研究也已顯示民主政治是能夠帶來最佳健康後果的政治形式（Ruger, 2005; Sen, 1999; Wang, Mechkova, & Andersson, 2019）。整體而言，人類社會尚未發展出適用於當代且優於民主制的政治組織形式。

於此政治組織形式發展與擴散至多數人類政治共同體的同時，人類社會也經歷前所未有的高度社會發展，以及幾乎必然伴隨著社會發展的人口老化現象。同時，高度的社會發展，包括各種衛生福利制度的建立，以及與整體健康福祉、人類生活有關的權利保障不斷提高，公民們對於國家服務的期待，也隨著民主化（人們有權當家做主，尤其是富有知識和行動能力的中產階級，要求國家滿足這個那個需要）與工業化、資本經濟發展（物質基礎）而日益提高，這是「當代福利體系處境」（本書第七章將完整討論）。這是一個非常特殊的福利處境，人類社會過去未曾發生過，在未來可能也不會再發生，特殊的歷史機運和政策機會之窗，打造了這個處境。那麼，人口老化對此的政治影響是什麼？

人口老化的政治影響

首先考察人口老化的形式和成因。人口會老化，根據定義，其原因是社會中人口組成的變化，特別是其中高齡者所佔人口比例的提升。進入高齡階段，泛指一個人退出工作勞動場域，生理上也逐漸有退化的現象，身體和心智活動活躍

度逐漸降低，社會參與度也逐漸降低，越來越多樣的失能與健康問題出現，最終走向死亡。高齡者這概念本身是由社會建構出來，因而也是不斷在變動的界定，現代人類社會所合理預期的壽命和工作狀況，和一百年前、五百年前顯然會很不同，當時的高齡和現在的高齡自然也很不同。目前聯合國和世界衛生組織採取的高齡界定，是以60歲為分界（UNDESA, 2015; WHO, 2021）；在台灣衛生統計中常引用和呈現的資料則採65歲為分界，目前退休制度主要也是採65歲作為屆齡退休，以及請領老年年金給付的起點。

現在台灣與世界主要中高收入國家，人口老化的直接成因為第二次世界大戰戰後嬰兒潮（baby boomers）世代逐漸退休進入高齡階段。這個世代的人口總量最巨大，這個世代本身以及其後一兩代的生育率，則普遍隨著社會發展而降低，在某些國家甚至低於「替代水準」（replacement rate），人口自然減少。以台灣而言，2020年的人口自然增加率為千分之-0.34，首次出現負值，亦即人口自2020年開始自然減少，之後不論為高、中、低推估，至2070年為止人口自然增加率皆為負值（圖6.1）。這樣的結構，使得嬰兒潮後續所有世代人數只有遞減，嬰兒潮世代一旦進入高齡階段，高齡者佔總人口比例急速上升。必須要到嬰兒潮世代完全自然凋亡，新的人口均衡世代[4]也進入高齡階段，

4　還有另一個問題是，嬰兒潮世代之後的世代，也不見得會達成「新的人口均衡」，以台灣、南韓為例，不但沒有均衡，反而仍在持續下降，如此趨勢若

高齡化才會逐漸止歇，人口組成達到新的均衡。台灣的狀況，代表指標「扶老比」（old-age dependency ratio，65歲以上人口與15至64歲人口的比率）在高推估與中推估情境中，自2067年才開始下降，在低推估中，至2070都還未下降（圖6.2），表示達到新均衡的過程，從「現在」（2023年）起算，約需要四、五十年以上的時間。[5]

這對民主政治的意涵是什麼？這樣的人口結構，表示從現在到未來三十年，高齡選民將會是社會中政治權重最大的世代。根據政治科學研究以及實際民主生活經驗顯示，民主政治，特別是在透過選舉、投票來做成決策的民主程序中，高齡者與中年世代的投票率普遍高於青壯年與年輕世代（Bhatti, Hansen, & Wass, 2012; Goerres, 2007），高齡者要直到一定年紀以後，投票率才會開始下降（Bhatti & Hansen, 2012）。對此現象的解釋有很多，中高世代較已有穩定工作，較有時間參與政治和公共議題，年輕世代因較低義務感或對政治人物不抱希望而對投票感到冷漠（Blais & Rubenson, 2012）等等，這現象的存在（包括在台灣）確

不變，嬰兒潮世代自然凋亡之後，新的均衡不會達到，高齡化只是減緩，並不會消失。內文為簡化討論暫不處理此情形。

5 完整台灣人口推計分析請見國家發展委員會報告（國家發展委員會，2020），詳細資料請見國家發展委員會人口推估查詢系統（國家發展委員會，2021）。

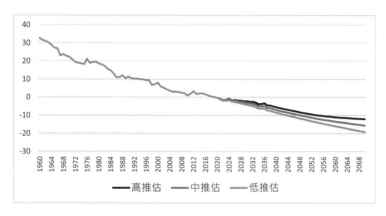

圖6.1 台灣人口自然增加率推估（1960-2070）

說明：縱軸單位為千分比（‰），橫軸為年度（2020年以前為實際值，2021年以後為推估值）。圖為作者繪製，資料來源為國家發展委員會人口推估查詢系統（資料日期：2021/9/11；查詢日期：2022/1/6）。

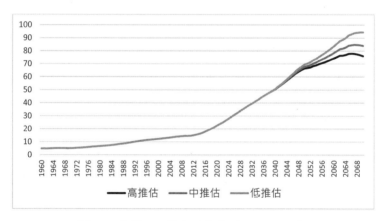

圖6.2 台灣人口扶老比推估（1960-2070）

說明：縱軸單位為百分比（%），橫軸為年度（2020年以前為實際值，2021年以後為推估值）。圖為作者繪製，資料來源為國家發展委員會人口推估查詢系統（資料日期：2021/9/11；查詢日期：2022/1/6）。

實是一個不爭的事實。[6]如果選民的決策，是依據理性自利的判斷，做出對自己有利的政治決定和投票，加之有限任期制的民意代表和行政團隊，則民主政治做出來的政府決策，也會傾向現在投票的所有世代的利益方向，學術上稱之為民主政治的「當下偏好主義」（presentism）傾向（Thompson, 2010），不論是代議或是審議民主，最主要的理論困境都在於我們在「現在」找不到未來世代合適的代表者來參與民主決策（Yeh, 2022）。

世代人口總數、投票率以及民主「當下偏好主義」這三個條件綜合搭配起來，表示高齡者的政治意向與價值判斷，在一個良好運作的民主政治當中，也就是民主決策理想上越能夠「真正」代表民意的決策過程，越會獲得最高度的重視。當然，衛生福利議題並不見得總是各次選舉投票的主要政治動員議題，例如在台灣，時常可能是要維持獨立或被中國侵略才是主要被動員的議題，但衛生福利議題仍代表了不分立場選民基本盤的利益取向。

因此，多數政治人物都會支持衛生福利的擴張，例如，在健保之後，主要針對高齡者照顧需要的「長期照顧體系」（long-term care system）建構，是近十多年來民進黨與國民黨這兩大曾執政政黨的共識（主要差異在構想的

---

6 例如，台灣2016年總統選舉，投票率趨勢大約是隨年齡遞增，依性別與年齡層區分，男性選民最高投票率為74歲世代，女性選民為68歲世代；2020年總統選舉，投票率趨勢亦同，依性別與年齡層區分，男性選民最高投票率為74歲世代，女性選民為72歲世代（莊文忠、洪永泰，2020）。

長照體系組織形式與財源不同，而非是否應該擴張長照）[7]。這些年來人們從媒體報導中或是親朋好友甚至自身經驗中應該都已徹底體悟到，長照負擔極度沉重，贊同長照政策者除了高齡者世代本身以外，也包括他們的年輕世代家人。多數選民的期待，並加上某種程度的民粹主義式鼓動，幾乎沒有任何政黨或政治人物願意做出收回高齡者福利或權利的決策。相對之下，幼兒照顧就獲得相對低度的重視，不管是制度的建構，或是實質資源的投入皆然（Yeh & Liu, 2023；王舒芸，2014；傅立葉、王兆慶，2011），原因當然有很多種，但其中一個不可忽視的，就是能夠受惠於公共幼兒照顧體系的選民數目相對非常少。

老化民主的悖論

分析至此，我們會獲得一個驚人的推斷：在一個運作良好，個人憑藉自利考量來投票，進而做出政治判斷的當代民主國家當中，衛生福利政策會傾向將從所有世代公民身上徵集而來的公共資源，分配給高齡世代。換言之，越良好的民主政治運作，越會傾向帶來制度性的、不永續的世代間資源轉移，到了一定程度甚至可能是剝削，在倫理

7　國民黨執政時，在2010年開始規劃長照保險，以社會保險形式籌措長照財務，並且在2015年由立法院通過制定《長期照顧服務法》作為長照體系建構的基本法。民進黨於2016年執政後，改推動建立長照2.0體系，用各類稅收籌措長照財務（Hsu & Chen, 2019; Yeh, 2020b）。

上，民主將真正的主權交給了人民自己，人民的決定有最高的政治權威與倫理正當性，但當人民的權威與正當性越高，卻又不得不走向毀滅這個倫理基礎的道路，此為「老化民主的悖論」。

有幾種情形的老化民主國家可以免於此種悖論，也就是在人口結構上未有明顯戰後嬰兒潮的巨量出生世代，人口成長相對穩定沒有暴起暴落；又或者是在社會制度發展上，並沒有產生「福利國家」（welfare state）或相當於福利國家的大型公共資助社會服務，因此國家對於國民照顧責任的保障，可能只限於最低度的安全網保障（例如至少不任由人民餓死街頭），但除此程度以上的照顧責任，完全交由私部門自己解決。若非如此（當代中高收入民主國家的確幾乎都非如此），當代民主國家幾乎不可避免遭遇到「老化民主的悖論」。

這個現象會帶來什麼倫理問題？世代之間的資源轉移，在人類歷史中不斷發生，有什麼道德上的錯誤嗎？這與當代一個非常重要的倫理概念有關，也就是「永續性」，本書第五章已經討論過，永續的理念包括世代之內與世代之間的公平、穩定的公共體系與社會團結這三個要素，它的核心意義在於主張未來世代應該享有在「某些東西」上與現在世代約略相同，或不劣於現在世代的保障。如果這種保障無法達成，很可能被視為某種世代之間的不正義（黃忠正，2012）。

如果我們大致同意這類主張（差異可能在於這「某些

東西」實際上包括什麼內容的爭議），運作良好的民主政治，則會有一種破壞永續的傾向。但另一方面，我們確實也很難否認運作良好民主政治本身的正當性，沒有其他更好的政治組織形式可以替代民主決策。老化民主該怎麼應對此問題？在永續的倫理主張下，什麼樣的民主制度設計能夠（在現在）確保未來世代應享有的健康權利或健康利益？這是當前衛生福利治理無法迴避的難題。

可能的制度回應方式

以下本章提出幾種可能的回應方式，以及在政治實作中的意義，和相對應的可能衛生福利政策選項：

（一）對自利理性經濟人假設的修正——長遠集體利益（the greater good）

或許我們可以主張，民主政治生活中的公民，其實不只會依照當下自利來做出決策，普遍存在於各種分析模型當中的理性經濟人（Homo economicus）假設其實是對人性的錯誤認識。人類的自利動機，可能有能力包含更長遠利益的考量，這個長遠利益，可能以某種形式納入未來世代的考量，例如，將未來世代的存續，視為自己的存續，因此未來世代的集體利益，在某種程度上（儘管可能有折扣之後）也包括在自己現在的個人利益計算範圍之內。

這個主張挑戰了「當下偏好主義」對民主政治的理

解，但似乎在實證上較難獲得支持，難以說明民主政治的多數選民，為何會有意願或有能力考量這麼長遠的未來利益，這種考慮個別選民的知識、洞察力和倫理承諾都有非常高度的要求。成熟的義務教育、公民教育與永續教育（Martins, Mata, & Costa, 2006），或許是此解方可能的關鍵。在衛生治理上，政策改革訴求，必須要能夠成功說服大眾，該改革方向能永續保障現在到未來的某種／些東西，例如，享有在全民健保之下保障的「公平、可負擔取得醫療服務的機會」。但人性究竟如何運作，可能終非政策介入所能改變者。

（二）對民主政治的修正——良善代理人（benevolent representative）

我們可能也可以主張，民主政治的運作，應該交由專業代理人來決策，公民只要保有選擇這些代理人的權利即可（Yeh, 2022）。選擇的重點在於選出真正「有能力」的代理人，或是汰除能力不足、失格、腐化的代理人，而非能夠代表公民自己利益的代理人，這裡說的「能力」，可能是指某種實現民主共同體利益的能力，民主共同體的利益，僅能是一個模糊的大方向，例如民主共同體的繁榮（flourishing）和存續（survival），公民們將此利益委託給代理人來代為執行追求。因此，代理人的決策並不需要直接反應公民的當下利益或要求，代理人做出的決策，並非公民的共同決策，而是憑藉他們自己的專業，判斷什麼決

策是最有利於民主共同體的發展,這發展之中,自然就包含從現在到未來不特定時點的意味,也就是永續的主張了。這種論調近似於當代諸多對民主政治的修正中的一支,也就是「賢能政治」(political meritocracy)(Bell, 2015)。

這方法假定了(1)在眾多公民之中,確實存在有一群人在「民主共同體的利益追求事業」上較為專業,同時他們也有潛在意願在被揀選上時「執行」(practice)這種專業,並且(2)公民們有能力辨識出在我們之中哪些人是屬於這種人,進而將他們選為代理人,最終(3)當這群人果真被選出之後,他們真的會秉持「良善」(benevolent)之心,執行他們的專業。如此,未來世代的利益因此獲得保障。我稱符合這種假設的代理人們為「良善代理人」。[8]

以上這三個假定雖然美好,但顯然與真實世界的民主政治生活經驗非常不符,政治人物幾乎多數的時候本身就是自利的個人,甚至團夥,他們要追求的首要目標多數時候為自己的政治利益。姑且不論這三個假定是否為真,暫時相信其理論可行性,進一步的問題是,這樣的政治組織形式,真的是可欲的嗎?還稱得上是「民主政治」嗎?或許,從某種烏托邦的角度而言,這種如柏拉圖理想國般的擘畫,可能作為民主政治的更好替代品,這樣的話,民主

8　有關良善代理人在民主政治理論中,考量未來世代的利益下的必要性,請見我另外的完整分析(Yeh, 2022)。

政治本身不見得值得追求，交由賢者或哲學家皇帝，政治共同體更可以繁榮和存續。

其實良善代理人，並沒有這麼難以想像，在現代民主政治當中的許多部分，公民們早已將許多事務委託給專業的行政部門，也就是公務人員來進行。「專業主義」（professionalism）在許多公共生活領域具有相當巨大的影響力，醫療衛生就是其中之一，本書第八章對此有進一步討論。在很大程度上，公共決策早已是仰賴這些專家的「家父長主義」（paternalism）在進行，做出許多在當下可能違背個別公民意願，但是長遠而言有利於所有個人以及社會集體的決定，但這些專家們，是各個具體專業領域的專家，有哪些專家，可以被認證為「民主共同體利益追求事業的專家」進而被委以重任呢？又，有些民主國家政府部門的不同層級之中，有設置例如「未來委員會」之類的否決或諮詢機構（Tremmel, 2006），可以憑其對未來的專業角色，來考量未來世代的利益。問題仍是一樣，未來委員會中的這些專家，要怎麼選出呢？

（三）對民主政治的修正——相對政治權利（relative political rights）

另外一種對於民主政治的修正，在於給不同世代有不同的政治權利權重（weights）。現代的民主政治，幾乎已經假定所有成年公民都具有相同的政治權利，具體而言，一人一票、票票等值，這個信念深植人心，是民主理念的

核心要素，也成國際人權公約所確認的基本人權保障內容。但對於老化民主而言，我們可能要挑戰這個幾近於直覺式的信念，例如，部分剝奪或降低高齡世代之投票權重（disfranchisement），將某個年紀以上的選民選票打折（如0.7票），或是賦予年輕世代、或是有小孩的雙親較大的決策決重（如1.4票），某種程度上讓未來或近未來世代的利益獲得代表，並且矯正「當下偏好主義」的問題（Parijs, 1998）。

這個提議非常激進，挑戰了民主政治的底線，若在世界各地民主退潮的當下提出此類相對政治權利的主張，可能在策略上相當不智，畢竟還有很多地方就連形式上的民主都尚未實現。另外，這個方法也假定了有血親後代的現代公民，就真的會比較為他的血親後代的利益著想，而且不只是個別血親後代的利益，而是血親後代同世代的整體利益。這個假定其實沒有直觀上那麼容易被接受，多數人關照的恐怕還是「自己的」後代與「自己的」家族利益。

這方法也涉及非常困難的政治理論技術問題，例如，相對權重賦予期間如何劃定？本章開頭描述，老化民主並非永無止境，等到三五十年後嬰兒潮世代自然凋亡，社會有可能達成新的平衡，屆時理論上應要恢復一人一票？如何透過制度性方法取回某些人已經到手的較多政治權重？又，這種加權，是否限定於特定議題的選舉？還是全面所有領域的選舉？不見得所有領域的公共事務，都與老化民主的悖論有關。

（四）不用特別考量永續──世代間團結
（intergenerational solidarity）

此論點主張，世代之間的資源轉移為「世代間團結」的展現，高齡世代也貢獻很多給後來世代，透過其他方式預先轉移了，沒有不正義的問題，只要技術上能克服不永續即可。如果我們確知這種「世代間團結」存在，那麼，世代轉移便可以合理化，未來世代的公民們，基於和現在世代的團結，共同面對風險（儘管風險主要存在於現在世代），共同承擔成本（儘管成本不成比例地由未來世代負擔較多），採取共同行動維持健康體系（Yeh, 2022）。例如有學者具體將世代間團結的考量納入福利（長照）政策的討論之中（林志遠、陳珮青、李玉春，2016）。

此主張的挑戰是，我們不可能以任何方法檢驗尚未出生的未來世代的倫理態度。此主張只能非常強力地假設「世代間團結」確實存在，但現實中，我們連同世代之間在許多事務上的團結感是否存在都已經難以確認了。另外，此方法也無法解決實際政治生活中，資源就是會不斷被移轉到現在，而未來世代原應享有的健康權利或健康利益難以兌現的問題，近乎只是一種單方面的、基於名分上的對未來的要求。但此方法是目前為止第一個不會去挑戰到民主政治「當下偏好主義」的回應方法，在衛生治理的政治現實上有很大吸引力和可行性。

（五）對社會契約的修正——世代間正義
（intergenerational justice）

我們或許也可訴諸世代間正義，減緩世代間單向資源轉移。例如，我們可以將在衛生福利體系當中的重分配限定於同世代之間，以健保為例，健保財務設計採用隨收隨付制度，是一個極具世代轉移色彩的典型衛生福利政策，假設我們以十年為一個世代，可以將健保隨收隨付制的設計，與同世代人之間互相綁定，這十年之間（假設為1950年至1960年間出生者）的財務貢獻者和服務使用者為同一世代的人，如此原本在老化民主的單向資源轉移，就會限定在小範圍之內，老化民主的悖論可以部分獲得解決。

減緩世代間的重分配，也可以從整體制度設計著手。例如，學者曾提出在健康體系上採用某種「依年紀分配」（rationing by age），應先確保每個年齡層的公民都能夠享有「通常生命期限」（normal life span），而不是無止境地投入資源去滿足那些已經生活超過「通常生命期限」，步入生命末期但有高度失能照顧與醫療需要的人，這反而會是一種對年輕人的「年齡偏誤」（age-bias）（Daniels, 1982, 1983）。

可能還有很多其他的創新設計，總之，在此方法中，對未來世代的健康權利或健康利益保障，是透過對於現在資源轉移的重新檢討，在制度上設計出不同的資源使用節制機制，嘗試減緩或逆轉從未來到現在單方向的資源轉移，解決「老化民主的悖論」。此方法主要的挑戰，是如

何建構出一個世代間正義的理論，進而以該理論作為制度設計和衛生治理的依據。

（六）對社會契約的修正——更為累進的重分配
（progressive redistribution）

還有一種回應是，主張問題其實根本不在世代間的對立，而是在階級之間（Greer et al., 2021）。[9]資本家與非資本家之間的資源差距過大，甚為不義，資本家並未正確體認到，其之所以能夠在社會中透過資本獲取利潤累積超量資源，乃是因為其他所有人共同努力的結構性成果。因此就算高齡世代人數較多、資源需要多也不是問題，只要能夠洞察階級不正義，多數人都非資產階級，故可以做出將資產階級資源進一步重新分配的政治決定，如此未來世代也會獲得保障。資本主義社會雖然問題重重，但在沒有較好替代經濟組織形式的狀況下（正如民主之於政治組織形式一樣），勉予接受，但要求程度較強的重分配機制來修正。

此方法直接挑戰本章所討論「老化民主的悖論」之說，認為這是對老化民主福利處境的錯誤診斷，民主老不老基本上跟福利處境沒有關係，只要我們可以從有錢人那邊抽到夠多的稅，資源根本不用在世代之間轉移，而僅只

9　這個想法，其實麥瑞瑜在多年以前就已經和我提過，某種程度而言是我自己還在執迷不悟。

是在有錢人與沒有那麼有錢的人之間轉移，透過這種方法，任何世代（自然也包括未來世代）的健康權利或健康利益都能獲得保障。如此可化解世代對立、製造出世代之間雙贏局面，破除「老化危機」（ageing crisis）之論述（Greer et al., 2021: 21）。

這個方法，如同世代間團結的方法，最不挑戰民主政治「當下偏好主義」，又能解決老化民主世代之間的永續問題，理論上應該是政治阻力較小、較可行的理想方法，但在現實政治中，似乎卻是困難重重。向老人發起分配戰爭，要比向富人發起分配戰爭容易得多了。

未來世代在民主理論中的位置

本章將在地公衛與全球衛生的當代視野拉出時空縱深，診斷了當代人口老化當中的民主政治，做出了「老化民主的悖論」的診斷，並提出六種在制度上或理論上回應的方法，包括對自利理性經濟人假設的修正一種、對民主政治的修正兩種、不用特別考量永續的世代間團結一種，以及對社會契約的修正兩種。這六個方法並不是互斥窮盡的選項，也並不是一個完整的清單，他們可能彼此搭配組合，也可能還有更多更有創意的做法。不論如何，這些考量對衛生治理尤為重要，因為在當前「老化民主的悖論」之中，衛生福利部門實際上的作為就是很難認真考慮到未來世代，許多中高收入以上民主國家的福利體系，再無維

持財務平衡的條件。眼下追求一時看起來「財務永續」的各種衛生福利改革作為，幾乎意味著先犧牲未來世代、先向未來世代借貸資源用於現在，這個普遍事實，在民主政治與民粹主義的環境之中，很難被提出於公共討論和衛生福利政策制定過程。是以，在民主的衛生治理當中，運用某種從現在世代選出的「良善代理人」制度來處理未來世代利益與確保永續性，似乎是現有選項中相對可行的做法（Yeh, 2022），這是未來民主理論與衛生政策應用上值得繼續發展的主題。

最後，有一個更根本的民主理論問題尚未解決。究竟，一個民主政治共同體及其民主決策過程中，是否應考量未來世代？永續性的主張，是不是正當，或值得注意的倫理主張？未來世代的公民，在什麼意義上是民主共同體的一部分？這其實是人類社會中「誰是我們」的「邊界問題」（Yeh & Chen, 2020）的延伸問題，邊界不只在現在橫斷的某個時空中需要加以劃定，也要在不同時空之間加以考慮如何劃定，但此問題卻不太受到當代民主理論的重視（Thompson, 2010）。對此「邊界問題」，在本書下一章，我要提出一個（暫時性的）解決提案。

7

關照民族主義：永續福利體系與健康人民的團結基礎

Caring Nationalism: The Solidaristic Foundation of a
Sustainable Welfare System and a Healthy People

　　福利體系幾乎是當代所有已開發國家所具備的基本特徵。各個國家可能在各種重大政策上有極度分歧、南轅北轍的發展走向，但很少有國家的國民會拒絕或不要求在醫療健康照護、高齡者長期照顧上的福利制度。在近年，作為對人口結構老化、生育率低落的政策回應，公共幼兒照顧制度也逐漸成為受到重視的福利部門。各國的政治人物和政黨可以為了任何議題而吵翻天，並且動員各自的支持者一起加入混戰，但不論哪方，都不會想去亂動福利體系，尤其是健康照護體系，英國的「國民健康服務」（National Health Service）、台灣的「全民健康保險」

（National Health Insurance）、甚至就連美國的「老人醫療保險」（Medicare）都是如此。

可以說，儘管偏好的形式和政策組合可能有所不同，福利體系是跨文化、跨民族、跨地域的民主國家（是的，我在這裡假定所有已開發國家都是民主國家）人民對於政治共同體的基本要求，一種對群體健康、群體福祉、群體生命（以及其中個人生命）保存的基本保障。

問題診斷：當代福利體系處境

然而，同樣基本的事實是，經濟發展遲滯（2008年金融危機以來尚未復甦者、受到2020年Covid-19全球大流行重創者），一般稅收或各種支付福利服務的公共基金財源日漸緊繃，而人口老化則使醫療和長照的整體需要持續增加，隨著新科技發展而生的新藥新療法，促使著人們不斷地向福利體系要求「拜託！給我更多」，使得在福利部門之間，以及福利部門與其他政策部門之間的財務競爭更為強烈。簡言之，過去支持著第二次世界大戰以降逐步擴張福利體系的兩大條件，「經濟持續成長」和「人口持續成長或至少穩定替代」，在二十一世紀的今日已不復存在，除了少數特例（例如某些具豐厚天然資源的國家），沒有國家的福利體系能跳脫出這個財務永續性的困境。

如第五章所討論，財務永續性的危機，並不是來自於福利體系「財務本身無法永續」這件事本身而已，福利體

系只是一組政策工具，並沒有太多內在價值，福利體系的財務之所以要永續，是因為人們希望福利體系所確保的那些東西、所實現的那些價值（至少名義上），能夠被繼續確保、繼續實現。例如，以台灣全民健保為例，全民健保要確保的，是一種人人都有公平機會使用的、可取得、可負擔且品質好的健康照護服務，其所實現的價值，可能是某種人們在健康需要上的互助、某種人們不忍看到同胞沒錢看病、陷入因病而貧的處境而做出的承諾（或是，某種健康的基本權利，或健康人權）。因此，要追求福利體系永續經營，福利價值的永續實現，才是人們關心財務永續性的真正原因。那些當代福利體系所承諾給所有人的美好價值，那些平等（equality）、公正（equity）、正義（justice）、權利（rights）、應得權利（entitlements），要怎麼通過經濟與人口條件不滿足的挑戰，在不特定多遠的未來，仍然繁榮（flourishing）？這就是當代的「福利處境」（the welfare condition）。[1]

由以上分析，我們可以發現，一個「人民」（people）的健康和生存，必須仰賴於一個人們願意投入的永續福利體系，或是較為縮限一點範圍，稱之為「永續照顧體系」（sustainable care system）。福利體系的涵蓋範圍較照顧體系

---

[1] 當然，還有許多國家的福利根本還沒有發展到這個階段，他們的處境自然不同，不適用這個「福利處境」的診斷，不過在本章中，我們姑且把東亞的台灣、韓國，視為已進入「福利處境」的國家吧。

更廣，照顧，包括健康、長照、幼照等，可以視為福利體系之中的不同政策部門，各國有各自發展脈絡不同所衍生的差異（Yeh & Liu, 2023），廣泛福利體系尚包括各種確保經濟安全的年金保險政策、就業政策、勞工保護政策、住宅政策、障礙者福利政策、家庭政策、少數群體福利等等（林萬億，2013）。為避免討論太發散，我將本章對福利體系的探討，限於與人們生命保存有直接關係的照顧體系。那麼，這樣一個永續照顧體系的存在，又必須仰賴什麼條件呢？我在第五章已經分析過，永續性至少包含三個規範理念：世代間與世代內的公平、體系的穩定性以及社會團結。這三個規範理念，同時也是永續照顧體系的實現條件。

世代間與世代內的公平，幾乎是難以撼動的前提，若人們對此並沒有實際的共同認知和共同承諾，則任何公共政策或政治制度，也不過就是政治或武裝實力均衡的成果——許多理論家或許很贊同這種解讀。在這種狀況下，我們其實也就不用談論福利體系，或是福利體系能否永續的問題，說不定福利體系本身就是一種不義的不斷再製（而他們確實經常是！）。看來要繼續討論此問題，我們必須先假定世代間與世代內的公平已經是現實中的基本共識。第二個，體系的穩定性，正是問題的主角，一個穩定、可預期在未來不特定時間長久運作下去、持續重分配資源、確保某些人們認為應該要追求的東西、實現的價值的公共體系。在本章的討論中，也就是永續照顧體系了。

第三個，社會團結，就是最終支持前兩者（公平與體系穩定）的條件——至少在民主國家是這樣。

人們之間的社會團結，是一種因為在意某個層面的事務、認為應該要共同克服風險、而願意負擔成本來採取共同行動的集體心智狀態。民主國家之中，政策的制定（理想中）反映了民意之所向，因此人們若有這樣的團結連帶感，就會要求政府和政策制定者在照顧體系遭遇到不同挑戰時，做出能夠維持永續的改革，如此維持了制度的穩定性，進而維持世代間與世代內的公平。

於是我們發現，不僅人們需要永續照顧體系以維持生存，永續照顧體系的存續，也必須仰賴人們「共享的認同」（shared identity）和情感作為社會團結的基礎，此為現代福利體系與人民的基本關係。如此，問題就被帶到，那麼哪些形式的共享認同或情感，是比較好的社會團結？這裡說的比較好，有兩種意義上的好，其一是在倫理上較為優越或可欲，其二為在現實政治中較為可行。這是本章要處理的問題。

受到Yael Tamir建構的「承諾的自由民族主義」（"committed" liberal nationalism）所啟發（Tamir, 2019），我主張，鍛造「關照民族主義」（caring nationalism）是一項確保健康人民和永續照顧體系的重大社會工程。我先探討支持福利永續的團結基礎，在世界的普遍處境，以及台灣的特殊處境。接著，我比較現有文獻中，可能適用於台灣分歧認同處境的三大類型團結基礎理論：（1）依賴特定

民族建構的民族主義，包括族裔、公民與自由民族主義，
（2）依賴特定社會制度的共同生活精神（ethos of common
life）以及（3）最低特定依賴程度的普世價值，包括人權、
人類團結、全球團結，最後提出一個新發展的「關照民族
主義」理論，並論證此理論在某些情形下更為可行。

台灣的照顧體系與分歧認同

　　目前支持所有已開發國家福利體系的共享認同，幾乎
不外民族認同與情感，從現在各國對於經濟移民和難民的
資源競爭，和衍生的相對剝奪和排外情緒，可見一斑。各
國民族主義有其發展脈絡，內涵也相當不同，而某些多民
族國家如美國、加拿大，可能不是某種民族情感，而是跨
民族的愛國情感。有些國家的民族主義情感不明顯，可能
只是因為較沒有明確來自外部的挑戰檢驗，而能夠維持其
福利體系參與者的高度同質性。對於確保永續的照顧體系
而言，當人們在討論之中沒有明說的時候，幾乎都是以此
為基本前提在討論——「我們」共享一種團結，「我們」
擁有一個主權國家。

　　但台灣的福利處境則有相當特殊之處。與前述各國福
利體系先有團結支持後才發展福利體系的邏輯不同，台灣
的福利發展順序是反過來的。最重要的福利政策部門，主
要都是在威權統治時期建立，或是在民主化過程中，大致
以威權統治時期官僚做的規劃為基礎繼續修改制定，而且

核心技術官僚本身也沒有隨著民主化而有明顯替換。而在團結情感方面，台灣特有的分歧認同，在已開發國家的福利體系中甚為少見，因此某種程度上可以說，台灣在尚未有具體的認同共識和情感之前，就由舊威權政府與專業官僚先給予了一套照顧體系，特別是以全民健保而言，這體系好像還運行得不錯，然後才在事後被人們所追認認同。這樣是否否證了本章到目前為止的問題診斷？你看，不用團結情感，只要設計得好，照顧體系也是可以做到永續的啊！甚至，制度運行本身，還會創造出某種模糊的共同認同和團結情感！

其實不然，台灣的認同衝突，對福利體系所造成的「邊界問題」，誰是「我們」的界定不明，會造成「照顧的責任」（responsibility for care）[2]在個人、家庭、社會、國家之間恣意武斷地分配，人們（我們）彼此之間，有哪些程度的責任皆不清楚，如此會不斷動搖福利體系的政治正當性（Yeh & Chen, 2020）。

這種正當性問題，在體系平時運行時，可能不見得特別明顯，頂多偶有爭議事件在新聞媒體和網路上吵吵鬧鬧，以健保為例，像是某些公眾人物發表仇恨台灣的言論，人們會生氣地說，「好，不然有種你不要回來用健保啊！」或是媒體、鄉民、醫療人員揭露，又有旅外人士回

2　更多「照顧的責任」的概念與在不同福利部門之間的比較分析，請見Yeh（2020c）、Yeh和Liu（2023）。

台灣濫用健保資源，引起憤慨。這些議論頂多佔據兩三天關注，便又沉寂下去，並不影響健保體系本身運作。而根據實際資源耗用（也就是財務）計算起來，這些人士所使用的健保資源，也只是整個健保基金零頭中的零頭，他們很可能既不是用最多、也不是最浪費的一群人。雖然這些人士或許不是浪費最多的，但可能是人們認為「最不應該得到但卻得到資源」的一群人，長年累積起來的形象，會讓整個健保體系的互助邊界持續模糊，健保體系被視為一個持續分配資源給不應得者的一種制度。是這種「應得」（deservingness）的落差，在福利體系面臨到永續危機時，讓人們對支持改革與團結感到遲疑（Gandenberger et al., 2023）。如果你已經背叛我們這麼多年，在遭遇困難時，憑什麼要我們支持呢？至少拿出誠意，自己先檢討一下吧，證明你這個體系還是值得我們相信、值得投入永續的那個體系。

與這種類型的邊界問題相比，更根本的是，對我群有不同想像的邊界問題。以民族認同來說，至今大致存在著台灣認同與中國（中華）認同兩大類型，以及其中更多的衍生分類，甚而，這些認同也與未來想望的政治制度走向和邊界界定緊密相關，以台澎金馬為邊界、僅以台澎為邊界、甚至以秋海棠為邊界（還有人這樣認為嗎？）。在福利體系上的意涵，是人們團結起來要努力克服的共同風險、努力追求共同好處時，難以確定是要「和誰一起」來克服、來追求。若不僅是邊界模糊，連團結群體的主體都

無法確定，福利照顧體系不可能有團結情感的根基，更不用談論當遭遇到危機時，如何確保永續經營。不只台灣，近來加劇的跨境衝突，使得政治難民與尋求更好生活的經濟移民大量跨境流動，主要國家福利體系亦皆遭遇此挑戰，社會團結在此時，可能引致極端民粹主義、排外主義的福利改革主張。

　　但台灣的健保不正是反例嗎？不錯，健保目前看來確實穩定，但我認為，那是因為從1995年運行至今，健保沒有經歷過真正的危機挑戰，過去這多年來的紛擾，在收入面，主要也只是在費率、費基上的小爭執，在支出面，則是有部分獲利降低的醫療服務提供者表示不滿，以及臨床現場醫療專業人員的勞動條件惡化，不過這些都未觸及結構面的挑戰，也就是我最開頭提及的福利體系建成的兩大條件——「經濟持續成長」和「人口持續成長或至少穩定替代」。精確一點說，經濟雖然還有成長，但僅只是勉強維持低度成長，無法與昔日產業轉型時期相比（民主化過程所擴張的福利體系，一定程度上可以說是承襲該時期的經濟成果而建立），有人喜歡感慨榮景不再，但這不過是社會發展、經濟轉型、全球分工鏈所致合理結果，台灣現在遇到了，那些傳統福利國家早幾年也都遇到過了。

　　人口結構的變遷，或是通俗一點說「人口老化」以及衍生種種長照需要等問題，已經成為大眾朗朗上口的關鍵詞彙和概念，與之相應的低生育率議題，也曾被不同黨派執政者定調為國安議題。其實，生育政策無法挽救人口結

構的老化，這是顯而易見的事情，這些措施頂多是讓衝擊減緩，但能夠顯現出效力的最早時間點，是自政策實施後二十年左右，換言之，要等到生育政策產生一些減緩效果（前提如果這些政策真的能提升生育率），福利體系至少要先撐過二十年，正是二戰戰後嬰兒潮退休到走完人生、醫療需要最大的這段期間。這兩個因素集合起來，在其他因素不改變的情況下，台灣全民健保以及整個照顧體系的第一次真正危機，合理預期會在2030至2050年之間到來。[3]

在台灣這個分歧認同、想像的照顧責任邊界模糊的國家，有什麼樣式的共享認同或是情感，能夠作為照顧體系的社會團結基礎？能夠支持照顧體系，經過「福利處境」的危機？

在進入社會團結基礎的討論之前，有兩件事情要先說明。首先，人口結構現在雖然看似已成定局，但也不是完全沒有轉機。世界各國無不採行各種盡量最大化勞動力供給的政策措施，中年再就業、延後退休等這種不改變結構的措施不用提，許多國家也大量引入外籍勞工和經濟移民，以填補缺少的勞動力，同時自然也就及時填補了人口結構的青壯年部分，在某些脈絡中，這些移民的生育率，

3　依據國家發展委員會2020年8月發布的人口推估報告，2050年是65歲以上老年人總人數最多的一年，約為746萬人，佔人口比例36.6%，而且依照此次推估，直到推估最後年份的2070年，雖然老年人口數目有減少至658萬人，但因為總人口數更大幅減少，老年人比例反而上升至41.6%（國家發展委員會，2020）。

又高於原本該國的生育率，因此拉高了整體的總生育率，勞動與移民政策也因此成為了生育政策的一環（儘管可能不是檯面上生育政策的一部分）。說回生育政策，雖然如前所述，生育政策無法改變人口結構的老化，各種促進友善生育的環境政策、職場政策、公共托育政策等，或多或少有點輔助功效，其中最為顯著的，或許是將生育與「父權建構的家庭—婚姻關係」脫鉤的全新社會想像，讓生育成為一種真正的個人選擇，而整體社會負擔更多的照顧責任（葉明叡、劉豐佾，2020）。總之，這些勞動與生育政策的各種嘗試，可能比我前段分析所假設的更快改變人口結構，或許有某些狀況下，不用到二十年，人口就能夠產生穩定替代，甚至是將老化逆轉為年輕化。儘管可能有這種期盼，但這就是本章範疇的限制，這不是說後面討論的社會團結就會因而肯定不適用，只是需要另外討論，此處暫不處理。第二就是科技。新科技的發展可能會大幅改變經濟與人口條件，再度使福利體系發展的兩大條件成為可能，雖然近期人們談論著的許多對新科技帶來許諾的想像之中，好像沒有任何之一是具有這種突破性的科技（相比之下二十世紀以前的未來想像在此層面而言好像還更為樂觀一點），但，誰知道呢？這也是本章分析的限制。

支持照顧承諾的團結情感

　　光是依靠羅爾斯所說的那種正義感和互相為用

（mutual advantage）的社會合作，並不足以支撐福利體系所需要的團結情感（Reichlin, 2011；陳嘉銘、葉明叡，2020）。確實，從理想情境推理出的正義原則和正義情感有其限制，我們只好從實際經驗出發。我歸納出三大類構成支持照顧體系的社會團結情感：以「民族認同」為核心的民族主義、以「特定制度」為核心的「共同生活精神」，以及以「人類物種」為核心的普世價值主張。接下來將一一檢視其內涵，以及應用在具有分歧認同脈絡之中，對於維繫福利體系永續、實踐照顧承諾的優缺點。

（一）民族主義

這裡所說的民族主義，泛指依賴特定民族建構而形成的民族認同，很顯然，民族主義是支持多數國家福利體系的主要情感，這點雖然是近乎普遍知識的事實（Kuhnle & Sander, 2021; Saltman & Dubois, 2004），在近期歐美文獻也有許多討論（Béland & Lecours, 2008; Keskinen, 2016; McEwen, 2002; Morone, 2018; Nordensvard & Ketola, 2015; Singh, 2015），但是在東亞脈絡的福利文獻討論中卻受到相對低度重視（Qi, 2013；楊婉瑩、張雅雯，2016；葉崇揚等，2019），特別是對於將民族主義視為一種在倫理上證成福利體系的理論研究（Yeh & Chen, 2020；陳嘉銘、葉明叡，2020）。或許是因為民族主義實在太過自然，被理所當然地視為一切討論的前提，根本不用特別強調；又或許是因為（壞的）民族主義在人類歷史上的劣跡太多。在東

亞、台灣脈絡之中，社會大眾長年受困於分歧的民族認同，因此人們對此概念（至少在意識型態的層次上）避之惟恐不及，更不用說是認真地把它視為福利團結的基礎。不論如何，在現實中，民族情感是強大的、不證自明的、關於我們是誰以及我們互相負有照顧義務邊界的界定。如果全世界的國家都是單一民族國家，本章的討論到此為止就可結束了。但民族是（透過血跡斑斑的歷史歷程所）建構的，世上有很多福利體系的邊界涵蓋許多不同民族。要怎麼讓一種民族主義情感，能夠適用於多民族認同的處境之中？公民與自由民族主義較有機會。

　　民族主義可依其認同核心要素粗分為族裔、公民與自由民族主義三類型。「族裔民族主義」（ethnic nationalism）最為本質論（essentialist），其講求共同與生俱來、無可改變的血緣、語言、文化、共同歷史（包含事後建構出的單一歷史論述）等要素，民族構成因此高度同質，可說是排他性最強、內部也可能最不正義（因為壓抑所有多元性）的民族認同形式，但因此團結情感也可能最強。「公民民族主義」（civic nationalism）講求以共同價值、共同命運為認同核心（吳叡人，1994），較為非本質論，雖然其某些層面還是有本質論上的意義，例如，再怎樣談論價值歸屬，最終還是要面對到必須有共同（本質）的邊界範圍想像，這也是在台灣倡議公民民族主義的終極限制，如果沒有共同的邊界想像（意味著，認同這個價值的民族要去征服的邊界在哪），價值無論如何也是無法凝聚，公民民族

主義，說到底還是消滅分歧認同，只是它要消滅的不是不可改變的那些族裔認同成分，而是一定程度上價值的差異。自由民族主義（liberal nationalism）有時（在不計較細微理論差異時）可直接被視為和公民民族主義是幾乎相同的東西，如David Miller的版本（Miller, 1995, 2000），至於Tamir的版本，似乎還是多一些本質的東西，稍微遠離公民民族主義一些。

陳嘉銘與我已討論過公民／自由民族主義情感在支持福利體系上的缺點，這裡簡要提一下。公民／自由民族主義的主要困難，在於「它缺乏成員之間具體的日常交互關係，因此缺乏可以共同遵守的道德規則內容，如此我們也無法確定它支持的道德認同和制度理念的內容」（陳嘉銘、葉明叡，2020：27），將層次由日常提升到制度，就可推知，民族情感或許團結，但這和它會支持哪一種樣式的福利照顧體系，可能是兩個獨立的事情。一個人可能可以很愛民族同胞、很愛民族國家，但是並不認同國家應該要提供公共財源資助的健康照護服務。美國許多反對《病人保護及可負擔醫療法》（Patient Protection and Affordable Care Act, PPACA，或俗稱為Obamacare）的民眾，理由就是認為它破壞了美國的核心價值：個人選擇的自由。我們能說這些民眾沒有民族（或是對美國的愛國）情感嗎？但是他和另一半同支持PPACA的同胞們，在健康事務上，顯然有非常的不同內容想像。

民族情感非常強大，有些類型有相當的危險性，即使

是比較不危險的公民民族主義類型，還是有邊界模糊、內涵不清的問題。不論如何，民族主義界定了「我們虧欠彼此什麼」（what we owed to each other），它是一種「社會團結的情緒基礎」（Tamir, 2019: 172），Tamir稱之為「承諾的民族主義」（committed nationalism）。有這種好的民族主義，才能夠打擊極端主義（extremism）和優越感（sense of supremacy），照顧易受傷害群體的需要（Tamir, 2019）。

（二）共同生活精神

依賴特定社會制度的「共同生活精神」（Yeh & Chen, 2020），或說一種「平等主義的共同生活」（egalitarian common life），是我們建構出來的一個新概念，它是一種源自於「制度的參與、權利的行使以及和成員間的互動」（陳嘉銘、葉明叡，2020：34）所生的情感和文化。我們將它與托克維爾（Alexis de Tocqueville）所說的「反思性愛國主義」（reflective patriotism）類比，主張它是一種透過當下持續的社會參與和體系互動，而產生的包括友誼、信任感、同情心、自我尊敬、驕傲感、正義感和崇敬感等「關係依賴的道德情感」（relation-dependent moral sentiments），而這些情感能夠支持福利體系的永續運作（陳嘉銘、葉明叡，2020）。如果有一個設計和運作良好的福利照顧體系，人們的這種共同生活精神就能夠持續被鍛造，成為人們生活和互動的倫理基礎，因此當在福利體系遭遇危機時，就能回過頭來支持體系的改革。

因為正是在實際互動之中鍛造出來的共同生活精神，可以克服分歧認同所生的差異，特別適用於台灣的脈絡。台灣已經有一運行得還不錯的全民健保，自1995年實施至今近三十年，透過人們的就醫習慣、健康行為、甚至可能彼此對健康風險、照顧責任分攤的想像，我們是不是可以合理期待，有一種依賴健保制度而生的共同生活精神已經出現？理論上可能，仍須進一步實證檢驗。

我們曾將其視為類比於「反思性愛國主義」的一種「反思性民族主義」（陳嘉銘、葉明叡，2020），我在本章的工作，就是要繼續更進一步延伸共同生活精神這個概念，發展出較共同生活精神更為具體、和特定照顧制度更為相關的一種「關照民族主義」。[4]在申論這個概念之前，我還是要先處理第三種可能支持福利體系的團結情感，也就是對普世價值的情感依附。

（三）普世主義

這類廣泛涵括各種最低特定依賴程度的普世價值，包括人權、人類團結、全球團結等（如第三章所討論），這些主張訴諸的是一種基於人類物種共同特性、具有相同道德地位（moral status）所生的團結情感。例如Reichlin所提

4　由於caring nationalism這個詞彙原本是在英文思考下產生的，故遭遇到caring應如何翻譯的難題。最終我選擇以「關照」來稱之，主要是考量若僅翻譯為「照顧」，似乎過於限定於「照顧者」提供照顧給「被照顧者」的單方向想像，然而如本章後段將討論，caring nationalism是民主社會成員之間的雙向情感。

出的就是一種這類型的典型論述，他認為人類團結是「單單基於身而為人」（the mere belonging to humanity）所產生的一種「連結和共同命運感」（a sense of relatedness and common destiny），透過全球化和科技創新的普及（大家都在用手機上網逛臉書、IG、Twitter、買Amazon），人們能夠產生這種橫互全物種、基於人類尊嚴價值的認同情感，這種人類團結的支持，是全球衛生政策追求全球健康照護正義的條件（Reichlin, 2011）。但Tamir就精闢地評論道，「對於人（humanity）的愛是高貴的，但真正的愛總是分殊的（particular）」（Tamir, 2019: 67），就人類心理學機制而言，Tamir對於群體情感的宣稱應該是較普世主義者接近目前的科學發現。

Tamir也睿智地指出，民族主義使跨階級的聯盟真正可能實現，共同的公民成員身分（citizenship）、共同的福利權利（welfare rights），民族認同確保人性尊嚴的保障（2019: 88）。現在之所以會有民粹主義興起，就是因為某些中低階層、低教育、低技術者在全球競爭中被拋下，在國內，我們不再是在同一條船上，在國外，全世界的無產階級也不可能團結起來，所以他們無處可去，他們也不再相信那些許下美好諾言的菁英們，最終只能將憤怒表現在支持極端主張的民粹政治人物身上，Tamir認為這是理性的反應。是這些政治經濟菁英們首先破壞了自由民主民族國家的根本契約（2019: 118）。這是一個很好的觀察，基本上許多有餘裕的人、所謂自由主義主張的人，把這一切由

民族國家的基本建設所帶來的舒適環境與條件視為理所當然，然後在他們感到不方便時，回過頭來指責民族國家太老舊、太偏狹。

這個現象也出現在福利體系的討論之中。學者們批評許多有關於福利的主張，尤其是疑似有排外情緒的「民粹主義」主張，是對全球團結的危害。在面對到人們的挑戰（特別是被視為「民粹主義」者的挑戰）時，學者們喜歡訴諸全球團結這種高貴的情感，作為一種和民粹主義對立的、且在倫理上較可欲的選項，例如COVID-19疫情蔓延期間，就已有多位重要公衛學者撰文進行這類倡議（Gostin, Moon, & Meier, 2020; Williams, Kestenbaum, & Meier, 2020）。但我認為這多少只是種帶有理想主義的幻想，在任何意義上的全球衛生合作（甚至只是區域等級的合作，例如在數十年前曾被寄予厚望的歐盟），都難以跳脫出主權國家之間的互動架構，差別頂多在那個主權國家是單一民族還是多民族。

全球團結，或是任何普世主義價值，不可能從天而降，透過一個橫跨主權國家的「超級利維坦」[5]，繞過主權國家直接實踐到所有人身上。全球團結若有實現的可能（或逼近），那肯定也是由下而上，透過國家內部的團結，向上去一層層支持，支持永續的照顧體系，支持永續

5　如一個全球政府、全球主權。

的國家（也就是人民），到人民之間的團結，支持一種全球團結（如圖7.1）。民族國家是「唯一可行的選項」（the only viable option），所有的全球主義、普世主義，實際上都無法滿足當代人類的基本需要——「當一個自主、自治的行動主體」（to be an autonomous and self-governing agent）（Tamir, 2019: 155）。這樣的理解，讓我們最後還是得好好回到主權國家之內，處理內部的分歧，以及與外部互動時如何應對的原則，在這裡，我們需要一種好的民族主義。

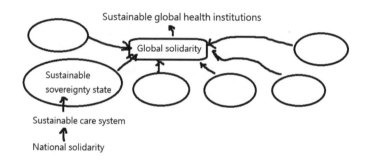

圖7.1　可能的全球團結模式示意圖

（四）關照民族主義

回到主權國家，Tamir所言甚是，必須獲得同胞的成員認可（membership recognition），這樣道德情感才有意義，「當失去時才會體認到認同的重要」（identity is highlighted by its absence）（2019: 45），面對到全球主義（globalism）、普世主義（universalism），若沒有好的民

族主義填補這個認同的位置，其他更壞的（不）道德情感（諸如偏狹的宗教基本教義、種族主義、性別、階級等）就會取而代之（2019: 48）。Tamir主張，民族主義所形塑的「國家意識」（national consciousness）「定義了我們是誰、我們在哪、我們要往哪裡前進」（2019: 67），這點對於個人而言，和自由一樣重要。這些有關民族主義和民族情感的雄辯，是難以反駁的——如果我們需要一種民族主義作為團結基礎，只是到底哪種是「好」的，而且又可適用於像是台灣這種已經存在有分歧民族認同的國家？我在此提出全新發展的「關照民族主義」理論。

「關照民族主義」是一種在主權國家之中，跟隨著某個特定照顧體系的實作，經年累月累積下來所產生的共同情感。[6]如同「共同生活」的洞察，人們隨著平等主義制度的實作，能夠培養出那種平等主義的精神（陳嘉銘、葉明叡，2020），關照民族主義情感雖然並不見得一定是源自平等主義精神，但它肯定是源自於某種一群人們都共同認可的、或多或少[7]正義的照顧體系，而且這個照顧體系的邊界，就是主權國家的邊界。這個人們認同的照顧體系，必須要能夠促進個人的發展和自我實現，也必須要能夠透過

6　Joan Tronto提出的「照顧民主」（caring democracy）也有類似意味（Tronto, 2013）。另，由於Tronto是在「照顧倫理」（care ethics）的理論脈絡下使用caring一詞，故依翻譯習慣將其譯為「照顧民主」，與本書所用「關照」不同。

7　由於正義有許多版本，在這裡刻意只用「或多或少」來描述一個粗略、人們具有共識的正義感。

互助的實作過程，鍛造人們彼此的「關照情感」（caring sentiment）。如此，在關照民族主義之中，人們不需要有共同的民族或任何特定的認同，只要大家都接受一個永續且正義的照顧體系，透過與這個體系的互動、經驗、生活，即可形塑出一種共同的團結情感。原本存在的分歧認同，皆可因為這個共同的關照情感而逐漸融合，或至少是不衝突地平和共存。這種狀況下，人們因為彼此關照的價值而凝聚團結在一起，人們可以有信心地說出：「我們不在乎你從哪裡來或你認同什麼，我們在乎你，我們相信你也一樣在乎我們（而你確實如此）」，人們也會有意願一起共同生活下去，前往不特定時間的未來。

　　關照民族主義與其他類型的民族主義相比之下，「好」在哪裡呢？首先，關照民族主義因為其依賴於特定照顧體系的特性，是一種Tamir所說的「多元中心的」（polycentric）民族主義（Tamir, 2019: 71），它會承認其他民族的存在，以及其他民族與自己的民族的相同道德地位（自己民族並不特別優越於其他者），所以它沒有族裔民族主義（或是一般意義的民族主義）的那種排外、偏狹的缺點。關照民族主義的情感，除了認同自己所生活國家的照顧體系，也會肯定其他國家照顧體系的存在。其次，相比於公民民族主義，關照民族主義的邊界更為明確，認同的核心價值內涵也為明確。它的邊界就是照顧體系的邊界，也就是主權國家的邊界；它的內涵是一個人們認為正義的照顧體系，而這種正義的評價，則是透過體系本身多

年的運作之下，所產生的肯定，而不是單純訴諸理念、概念或是任何創造／虛構出來的歷史光榮或共同價值。因此，關照民族主義比較不會有Tamir所批評的公民民族主義太分散太多元的問題──多元只是表面多元，各不管各的，但不會真正帶來開放心胸和寬容，會形成平行社會（parallel society）（Tamir, 2019: 160）。

關照民族主義是「共同生活」的延伸，是共同生活精神在照顧體系中實現的具體版本。「多數民族生活是發生於日常平凡的範疇之中」（Tamir, 2019: 72），「關照情感」也是從人們在照顧體系之中的互動所鍛造出來。以全民健保來說，我們每個月的薪水條當中，被扣除了一筆健保費，說多不多，不到影響生計或採購計畫什麼的程度，說少不少，也不是平常隨便就會花出去的一筆額數；我們錢包裡面放著的證件總有健保卡，心中設想的是自己隨時有什麼看醫生的需要，都可以沒有障礙地就醫；不只是就醫，健保卡甚至充任我們證明自己身分的證件（更不用說在大COVID-19時代，到哪裡就醫都要插卡證明自己的「清白」旅遊史，而卡片上貼的疫苗接種記錄小貼紙讓健保卡立即可權充為最好的通行證），連報稅都可以用健保卡作為身分憑證；真的發生什麼意外事故，我們很自然地到最近的、最習慣的醫療院所就醫，我們自動出示健保卡，合理期待稍候片刻，就會有醫療人員來幫助我們解決問題，這過程是如此自然和放心；重大的醫療事件，住院了好幾天、動了手術，好不容易慢慢復原，我們離院繳款時，還

有部分負擔的上限，不管做了多少的治療處置，每次就醫住院從口袋掏出的錢最多不超過48,000元。[8]這個照顧體系在設計的最初承載了一些價值，自1995年實施二十餘年間，也有若干的修正，但核心價值並沒有改變。這些與照顧體系的互動模式，以及我們在這過程之中產生了的「關照情感」，已是我們這個世代的理所當然，但相比於過去、相比於世界許多地方，是特例中的特例。

　　所以我們到了今日，會自然將使用健保的資格與「愛不愛台灣」（或「愛不愛中華民國」）緊密結合在一起，這個命運多舛的政治共同體、控制著台澎金馬的主權國家，人們有著多種的民族想像，在某些政治時刻和邊界劃定時爭得你死我活，但很少人會真正質疑「我們」的健保、我們所認同、珍惜的照顧體系。有了這種「關照情感」和對於照顧體系的認同和支持，回過頭來，可以繼續維繫民主政治所需要的照顧基礎，[9]以及永續照顧體系所要

8　此額數為2023年全民健康保險保險對象每次住院部分負擔上限的規定。依《全民健康保險法施行細則》第62條之規定，「保險對象應自行負擔住院費用之最高金額，每次住院為每人平均國民所得百分之六；無論是否同一疾病，每年為每人平均國民所得之百分之十」，故上限額會隨國民所得調整，每年由衛生福利部公告。

9　Tronto提出的「照顧民主」理論非常具有說服力地主張民主政治生活依賴於平等公民之間的照顧而存續，若缺少適當的照顧（以及相應的照顧責任分配），則民主公民無法平等進行政治參與，真正的民主生活不可能發生，換言之，照顧是民主政治所必需的「真實成本／代價」，Tronto基於此嚴厲批判交給市場來進行分配的照顧模式（Tronto, 2013）。不過Tronto並沒有明確指出「照顧民主」的邊界如何劃定（例如：誰可以成為民主公民的成員？）以及所需的團結感能夠從何而來，本章所提出的「關照民族主義」剛好可與之互補。

求的世代間與世代內的公平。

　　最後，探討關照民族主義概念的缺點和限制。首先，與「共同生活精神」遭遇一樣的難題，關照民族主義也必須仰賴一個或多或少運行良好、正義的照顧體系先行存在。台灣因為特定的時空產生了全民健保，但在世界很多地方沒有像台灣這麼幸運，未來即使是在台灣，大概也不太可能會再出現相似的時空。其次，關照民族主義終究是以一個明確的、以照顧體系以及支持這體系的主權國家（或者約略相等實力的政治組織）邊界為照顧民族邊界，對於那些地理分布較為四散、缺乏有效實力政治組織的人們來說，關照民族主義難以形成，而且這邊界的形成本身通常是相當武斷恣意的政治實力施展的結果。因此，當邊界問題已經被解決，那些邊界以外的「他者」（others）或「異邦人」（outsiders），很可能遇到遭受排除的不利對待，甚而，在邊界內部的不同族群，也可能遭到差別對待（例如，演變成區分誰較有資格、誰較無資格獲得照顧），這是關照民族主義需要特別避免（但實際上可能又難以避免）之事。[10]第三，關照民族主義顯然是一個極具在

10　對於排除或差別對待等可能的不良後果，Mike Laufenberg與Susanne Schultz分析了德國在COVID-19疫情下的案例，他們批判這種他們稱為「（大流行下的）照顧民族主義」（pandemic care nationalism）的治理心態，認為可能助長極右派「只顧自己人」（care for our own）的「照顧種族主義」（care racism）（Laufenberg & Schultz, 2021）。然而，這不見得是一個公平的評價，當然可能有「不只顧自己人」的理想模式，但如本書第三章所討論，任何政治組織幾乎不可能無限設定照顧責任的邊界，因此就算不事前劃定邊

地主義色彩的主張，不免與基本人權等普世主義存在緊張關係（如本書第三章所探討），未來進一步的理論發展方向，將會是探討這兩者之間可能以什麼形式來調和。如前所述，全球團結不可能從天而降，必是由下而上，如此，關照民族主義應有機會，透過支持永續照顧體系、永續福利國家，進而結成能夠支持永續全球衛生制度的全球衛生團結（如圖7.1），這可能也是弱小民族團結起來，所能夠選擇的現實主義道路，「在大多數時候，對於弱者而言，道德乃是實際的必需品」（吳叡人，2016：144）。

以團結之名

全民健保實施近三十年，對我們這代人（以及更年輕的世代）來說彷彿是恆久的存在，就跟ROC憲法一樣，好像莫名地就這樣降臨了、莫名地大家就照著玩、莫名地也混得還不錯。但一切並沒有那麼莫名，只是我們對歷史瞭解太少，而眼前又太多立即要面對的問題，大家爭得面紅耳赤，其實，這些問題多半都有歷史的根源。從健保元年就種下的、有關於全民健保的「全民」到底是誰的問題，有關誰是我們、誰不是我們的問題，雖然至今仍在爭辯之中，但我們團結在健保底下的一顆赤誠之心，一個歸屬之

界，在某個（資源即將耗竭的）時候，實際上的照顧安排還是會被資源所迫而得到一邊界。

地，一種義務，和賦予自己義務的渴望，肯定存在。面對未來，我們都需要一個永續且或多或少正義的照顧體系，而團結在這之下支持其永續經營的，則是我們共享的關照情感，我稱之為「關照民族主義」的東西。它不只回答了公共衛生與照顧責任的邊界問題，也是我們進一步商討第二道難題，也就是健康價值的基礎，只有「我們」才知道什麼價值應該優先，以及在不同價值之間如何權衡。「關照民族主義」可以摒除其他類型的認同分歧，將人們團結在一起，透過人們真正關照彼此、賦予彼此關照義務（而不僅是向他人主張自己的某某權利應該受到保障），支持永續照顧體系度過當代「福利處境」的危機。

「關照民族主義」是以台灣經驗為參照而發展而來，但也可適用於其他國家和社會脈絡，特別是在此全球跨境健康風險盛行、普世價值理念卻衰微之際，各式各樣的認同、正義與道德都紛紛出籠，世界各地的人們若能團結在關照民族主義之中，更可以辨清，什麼是屬於他們民族的照顧，並將那樣的照顧義務加諸在自己身上。這是台灣健康體系的道德意義——見證烏托邦普世主義的虛無，指出一條現實主義的團結的永續道路（Yeh, Forthcoming）。[11]

11　借用吳叡人（2016）的洞察和用語。

第三篇
實務補論

Part III: Supplementary for Practice

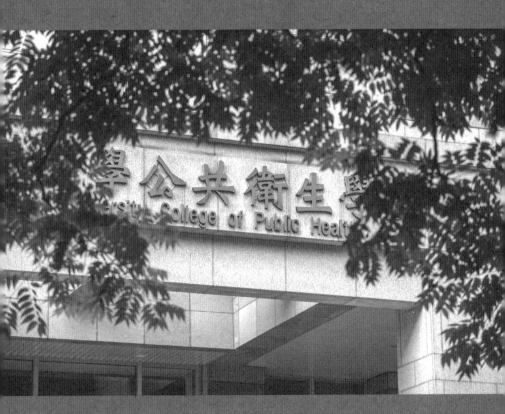

在台灣學好公衛還不夠，職涯發展存在許多的挑戰，2020年公共衛生師立法通過，好像是專業證照化的一大勝利，但前方等待的是更多倫理挑戰，本篇提供一些可能有用的分析工具。

8

台灣公共衛生專業化與專業倫理守則

Professionalization and the Code of Ethics of Public Health in Taiwan

　　本書到目前為止的章節，都是在討論公共衛生實作的前提基礎，亦即政治共同體的邊界問題和民主治理相關問題，在公衛研究領域中是屬「公共衛生倫理」次領域的討論，或者從哲學領域看來，是屬於「應用倫理學」的討論。在這些討論中，我們可能借用不同的倫理理論或概念，來幫助我們處理在公衛政策之中遇到的難題，某種程度而言，甚難斷言有哪個特定倫理理論或是哪組倫理價值，能夠作為所有公衛政策的最終倫理指引歸依，要判斷一個公衛政策是否符合倫理，很大程度受到該政策實施的環境條件、社會文化脈絡、地區道德風俗而定。

本章要接續探討的，則是公共衛生從業人員的「專業倫理」議題。專業倫理是各「專業體」（professional entity）本身經過一定審議程序，所制定出來的一組倫理價值，作為該專業體的成員在執行業務時的最終倫理指引，雖然會有一定程度的討論空間，也可能隨著社會環境變化而有所修訂，但對於在某個特定時空當下遭遇的專業倫理難題，專業倫理是有一組一定程度上固定倫理判斷的，有些專業體也會訂定出更為具體、明示的「專業倫理守則」（code of ethics），宣告該專業體成員自願恪守的信念，作為在該專業體內部最高倫理權威的存在。

各專業體專業化的程度與形式也有所不同，公共衛生作為一個具體存在的專業已存在一個世紀以上，但在台灣，要發展成「證照化」卻是相當晚近的事情。1990年代開始有「公共衛生師」（Public Health Specialist, PHS）的倡議，直到2020年COVID-19大流行，公衛受到政治重視，《公共衛生師法》（Public Health Specialists Act）終經立法院三讀通過，於2021年舉辦第一次考試。公衛專業發展在台灣進入新階段，本章分析此專業化發展歷程，最後以未來公衛師工作可能遭遇的倫理難題，以及專業化的挑戰作結。

專業體、專業化與專業主義

我們先從專業是什麼開始談起。各個「專業體」，因為許多歷史因素以及實際的需要，在某些時刻成為一個社

會中受到人們所認可的「專業」（profession），並且在某種程度上受到社會的承認（甚至是國家公權力的背書）而保障其專業的「專門執業範圍」（exclusive jurisdiction），排除不合格的競爭者，確保相對應的寡占甚至壟斷地位。有些專業基於與現代性的緊密連結，能夠發展出跨國界的專業結盟，獲得某種全球性的共識承認，該專業體也因而成為跨國存在的專業體，現代醫學（西醫）即為一例；有些專業則可以在某些地區已經受到承認，在別處卻仍在發展當中，甚至僅有低度發展。

專業體發展成形的過程稱為「專業化」（professionalization），其過程約略來說，首先會以教育界中學術社群的方式結成，開始有研究者投入相關議題研究，並且透過產出有用的知識初步證明該專業的存在正當性，例如能夠滿足社會中某種特殊需要、或是回應難解的社會問題，此階段除了在大學院校中成立相關系所，爭取國家科學研究經費，也會組成專業學會，作為交換知識、確立專業知識體（界定什麼知識是屬於我們這個專業，而什麼不是）範圍與權威、與國家行政部門互動的主要組織。除了研究工作，也會在引介（通常是所謂西方先進國家）知識進入當地的同時，開始訓練當地第一批的學生，在畢業後開始投入專業相關工作領域，證明技術水準、問題解決能力符合社會所需，進一步確立該專業的存在價值，而逐漸為社會相關公、私部門所熟知認可。至此階段，專業已初步確立，投入專業實作的專業人員，也會組

成專業協會、公會，作為實作中專業同儕審核、利益結盟合作（甚至是形成實質寡占或壟斷地位）、社會議題倡議、情報交流、聯絡情誼的組織，專業規模若再擴大，也可能會分化出專業經營者與個別專業人員兩個階層的組織，分別代表雇主與受僱專業者的利益。

到目前為止，都還是屬於學術部門與私部門的專業化發展，在私部門市場需求龐大的專業領域，專業化可能發展至此階段就算完成。專業能力的確保，可以透過協會、公會舉辦的同儕認證、審查機制等完成，整個過程並不需要假手國家，只要在市場當中，這個專業認證具備實質公信力，大家都相信即可。至此該領域專門事務的「專業主義」（professionalism）已經確立，該專業的存在價值、其能力所能夠回應的社會需要（social needs）或重大公共利益已獲得社會普遍認可，其專業權威（professional authority）已獲得確立，專業權力（power）已足夠排除其他非專業的競爭者而一定程度寡占或壟斷市場（Starr, 2009）。此時，該專業職涯發展路徑已可普遍化，只要接受為專業所認可的教育訓練，獲得此專業認證的每一個從業人員，都能夠按圖索驥，進入專業領域進行執業，提供專業服務謀生，社會中人只要是需要該項專業服務，也會傾向來尋求這些獲得認可的專業人士協助。

但是在某些時候，可能因為資訊不對等、市場失靈、與公共利益或危害有極大干係等諸多因素，人們發現將專業認證交與私部門自己發展效率不彰，必須透過一定程度

的國家認證來確保品質，此時，專業化就會進一步發展為證照化，以台灣來說，也就是透過立法，明訂需要經由國家考試，例如考選部舉辦之專門職業及技術人員（專技人員）高等考試，或是勞動部舉辦之全國技術士技能檢定，來檢核、確保個別專業人員的專業能力，在通過考試或檢定後，由國家認證該員的確具備有某項專業。國家介入不只是有專業能力檢核，也可能會進一步直接立法訂定專業的執業範圍、執業規則、懲處、專業組織管理規則，例如，直接立法要求專業人員必須組成公會、若要執業必須加入公會等等。

由國家背書的專業主義，具有高度強制力，若沒有經過正當程序，任何人不能「非法」宣稱自己是某專業，也不可「非法」執行僅限定由該專業人士所能執行的業務；社會中若有人有相關需求，也不可尋求除了該專業人士以外的協助，這些都會被視為無效、沒有品質、不合格的協助。由此可見，由國家背書的專業主義，不僅是對於該專業體的介入，也是對一般人民生活的介入。這就是現代社會中某一專業體專業化的某種最終型態。在缺乏私有市場、難以自然形成、但又顯然具有社會需要的專業領域，這種模式特別常見，國家甚至可能立法幫助專業體創造出原本不存在的執業領域，例如直接規定從事某某業務，必須經由某種專業的簽證，或經營某某事業，事業規模達到多少以上必須聘僱多少專業人士等等，其立法理由，通常是為了確保重大明確公共利益，才能夠對於人民生活和商

業活動有如此高強度但又具備正當性的介入。

　　不是所有專業都有需要發展成為國家協助壟斷執業範圍的證照，也不是所有想要發展到此階段的專業體都能夠真的發展到此階段，過程之中有許多社會環境因素以及政治折衝考量等。但幾乎所有的專業體，都必須有學校／教育單位、專業學／協會以及某種類型的同儕認證機制。

為什麼要考慮專業倫理？

　　經過以上所極度簡化概述的專業化過程後，不論其最終發展至哪個階段，一個「專業」的事業當中，至少具備有兩方之間的關係，也就是委託專業人員來提供專業服務的「委託人」（principal），與提供專業服務的「代理人」（agent）。各個專業本身的技術價值當然是最重要的核心，證明該專業能力以及提供的專業服務，確實有助於滿足商業需求或解決社會需要；但於此同時，專業本身的可信度（trustworthiness）和誠信（integrity）也是專業存在的核心要素，否則若該專業在滿足需要或需求的同時，卻會引致其他重大社會問題、危害公共利益、甚至是與社會道德風俗有巨大衝突，則該專業受到的承認將會大打折扣，專業權威降低，其所形成的寡占或壟斷地位也會受到大眾挑戰。各個專業因此會有誘因，在問題造成之前，就預先自己訂定好自己的行規，這是專業倫理所要處理的一個實際層面問題。

另較為理想的層面而言，專業體本身也可能有一套自己所相信的核心價值信念，這套價值可能是伴隨著該專業知識所共同演化出來，也可能是該專業在過去的執業實作經歷中，透過許多倫理與問題事件的累積所反省而成，也可能是後進專業發展國，直接參照先進發展國所建立的倫理信念。這套價值信念，某種程度上需要回應專業體建立時所回應的社會需要或重大公共利益，這是專業存在的價值得以確立的最終基礎。

　　不論形成的實際原因究竟為何，專業倫理一方面彰顯了該專業的核心價值，也滿足社會對專業的期待和基本信任度，是所有專業所必備的、指引專業人員與其委託人以及社會大眾互動的一套守則。這套守則的實際影響力，隨著專業體本身內部組織強度，以及國家介入管制的強度而有所不同。純粹民間的專業體，其中個別專業人員或業主若違反倫理守則，其受到的制裁可能僅是受到同業譴責、在業界風評不佳、或是被趕出合作聯盟，因此生意更難經營；但是在受到國家管制的專業，違反倫理可能受到國家的制裁，例如要求改善、罰款、限期停業，最終極而言，甚至可能遭到撤銷執照、廢除證照等，造成再也無法執行業務、失去專業認證資格的嚴屬制裁，這些國家介入，也都需要法律的背書，此時倫理守則已在某種意義上成為國家法律體系的一延伸部分。當然，國家不可能去介入每個專業體內部，去訂定何為該專業的倫理守則，因為根據定義專業人士就是真的懂那個專業的一群人，國家當然不可

能比他們還懂，某專業的倫理守則究竟是什麼，最終仍是由各專業體自行訂定，但在國家高度管制的情形下，該專業體相當於獲得國家某種程度的授權，代表國家來執行專業倫理的要求。

專業倫理的存在雖然必要，但並不是每個專業體都會制定出一個固定版本的「專業倫理守則」，專業倫理也可能是透過其他有形或無形的專業培訓與執業過程、同儕默契、社會默契來實現，也可能是透過直接立法規範的方式訂定該專業相關執業內容。只有在某些狀況下，通常是由國家或社會認可的專業體主體，例如專業學會、公會等，才會特別制定出該專業的「專業倫理守則」。

公共衛生專業發展背景

公共衛生成為一個議題雖然已有久遠歷史（只要是農耕時代以後的人類社會，都需要某種程度的考慮群體健康），但公衛成為一門專業，約略是起始自十九世紀，是以西歐為首的現代化進程的產物。依照前述專業發展的階段，學術專業組織「美國公共衛生學會」（American Public Health Association）成立於1872年，除了醫學以外，尚有牙醫、工程、護理、社工等專業參與衛生工作，這些專業知識也成為公衛專業知識建構的基石（Shepard, 1948）。獨立的公衛學術社群以及學院體制，約略是建立於二十世紀初的美國，開始建立起與臨床醫學的區隔，著重於社會環境

改革等社群層次介入，並且在行政部門之中也逐漸佔有一席之地。時至今日，美國許多大學皆設有公共衛生學院，以博碩士班研究生專業教育為主，少數設有大學部學程。歐陸的公衛研究，最初主要是為了治理殖民地之需而發展起來，因此稱為「熱帶醫學」（殖民地都在熱帶，殖民母國則在溫帶），在行政上則是某種警政與社會醫學的結合，例如普魯士的衛生警察，日本在明治維新以後的現代化，也取法自歐洲的模式，以衛生警察、公醫制度來治理台灣的公衛，除了臺灣總督府醫學校（後來的臺北帝國大學附屬醫學專門部與臺北帝國大學醫學部，即今日台大醫學院）訓練的公醫，亦設有臺北帝國大學熱帶醫學研究所進行研究。

二戰結束後，日本退出台灣，台北帝大改制為國立臺灣大學，熱帶醫學研究所也經過歷次改組，在農復會與美援經費支援下，於1951年成立公共衛生研究所（今台大公共衛生學院），並與政府部門合作，於1954年開辦「公共衛生人員進修班」，1959年成立「台北公共衛生教學示範中心」（鄭雅文、牛傑薇，2021b）。同年，臺灣省立師範大學成立衛生教育學系（今台師大健康促進與衛生教育學系），培訓學校健康教育師資。1949年，國防醫學院成立社會醫學系（今國防公衛系），為軍方教育體系中衛生教學與實習單位（黃宇豪編，2016）。在私部門，1957年高雄醫學院醫學系成立公共衛生學科，1963年臺北醫學院醫學系成立公共衛生學科。這些為台灣戰後公衛教育與研究

的重要起始單位，他們各自有自己的知識傳承脈絡，其研究與公部門及社會國家需要關係密切，培訓出來的人力也是直接反應時代所需，直接投入衛生相關工作。之後很長一段時間，公衛教育在這些單位規模逐漸提升，博碩士學程與大學部逐漸開設，公衛系所數目也隨醫學院設立而增加。[1]

要言之，戰後幾代的公衛專業知識體系建構，從戰前日治時期的歐陸導向，轉而接受美國技術與財務支援（蔡篤堅、李孟智，2021），成為美國模式為主的導向，主要的研究者與師資若有出國留學者，也以美國佔多數。在衛生行政組織方面，自1949年以來中央政府衛生主管機關為內政部衛生司，於1971年升格成立行政院衛生署，爾後數年亦將原本台灣省政府衛生處主管業務，逐步移撥至衛生署。在學術組織方面，1972年中華民國公共衛生學會成立（2000年更名為台灣公共衛生學會），1982年開始發行本土公衛學術期刊《中華民國公共衛生學會雜誌》（2001年更名為《台灣公共衛生雜誌》）（台灣公共衛生學會，2017）。

定位焦慮與專業化倡議

公衛系所畢業學生，可粗分為兩種類型，一種為從大學部即就讀公衛系，畢業後投入職場，或繼續進修研究再

1　較完整台灣公衛教育體系發展，請見陳為堅等人（2018）的研究。

投入職場；另一種為原本即具有某個專業資格，最常見者為醫療專業人員如醫師、護理師、治療師等，或已在職場有些實務經驗，如衛生行政或其他部門的從業人員等，工作一段時間後有相關需要，而再來進修公衛研究生學位者。對於第二類型的學生而言，公共衛生作為一種概念，以及公衛教育提供的方法技術，有助於他們再回到自己原本專業工作以後，在視野與職涯發展上更為提升精進，例如從單純從事臨床工作，轉而也兼顧研究、行政管理或健康促進業務等，這是公衛專業知識對此類學生的價值。這是台灣公衛人員的主要培訓管道，也與美國模式的公衛發展路徑較為相似。這類學生因原本就有其專業發展路徑，只是附帶學習公衛知識技能後，再繼續原本路徑，因此公衛專業本身的權威，並不需要單獨及於保障職涯發展，他們僅需要汲取公衛知識中有用於自己原本專業的部分即可發揮價值。

在專業發展過程中，不斷遇有定位問題與疑惑的，主要是第一類型的學生，也就是未有其他專業訓練，一路都是就讀公衛系所的學生。台灣各校的公共衛生學系大學部，是台灣戰後公衛教育發展的一個重要部門，也是與歐美國家主要制度差異之處。先不討論有明確任務目的的國防公衛系與師大衛教系，1972年成立的台大公衛系是第一個公衛系大學部，原初目的為訓練「衛生行政、醫院管理與環境衛生管理」人才（鄭雅文、牛傑薇，2021a），可見除了少數繼續攻讀碩博士班從事研究工作者以外，公衛系

主要定位為行政管理工作。確實，衛生行政部門，作為台灣政府行政部門中長期存在的職系之一，即為公衛系畢業生主要任職單位，而醫院管理與環境衛生，在當年的時空背景下，仍在急速的發展當中，醫療體系的私部門快速擴張，環境也隨著工業化發展而產生許多公害、職安事件，民眾的公民意識與消費意識也隨著中產階級的興起擴張而快速提升，需求增大，許多設有公衛系的學校，後來也紛紛成立職安系、醫管系大學部等。

　　儘管如此，不可諱言，在台灣只要與健康相關事務，主要仍以醫療為出發點來思考，在行政部門與私部門當中，醫療專業人員，尤其是醫師的權威與地位，遠超過其他專業人員，其所能夠獨佔的利益，自然也非其他專業所能比擬。因此除了環境衛生與職業衛生（指其中的工作現場部分，先不算入職災、職業病等），此等與醫療較無直接相關的公衛領域，有較多機會與發揮空間，其他只要是涉及民眾健康的工作，或是在醫院內部的管理工作，公衛系畢業生的定位就特別模糊尷尬，因為所有互動的同儕，可能都有某種醫療專業證照，許多衛生工作與健康促進活動，也需要某種程度的「醫療行為」（如抽血、檢驗、診斷），嚴格來說不算是醫療行為的衛生教育，醫療專業人員在某種程度而言也都能勝任。如此，僅具有公衛訓練而無臨床專業認可的公衛系畢業生，在這些場域中時常僅能從事輔助性、事務性、協調性的工作，其中，頂多有公務員身分者，還有多一個國家認可的權威（但這權威其實與

公衛專業沒有直接關係，而是代表國家執行公權力的權威），其餘者專業發展與機會受限較多。

專業上的受限較多，不一定代表發展機運就一定不好，許多公衛系畢業生也靠各自努力，在公衛專業之中撐起一片天地，但如前所述，專業主義的神髓就在於，專業權威必須獲得普遍認可，專業職涯發展路徑必須要可普遍化，能適用於接受標準化專業訓練，獲得此專業認證的每一個從業人員，這些看起來好像很厲害，但操作上不知道如何複製，或成就其的時代背景已然改變者，都不符合專業主義的理想圖樣。尤其公衛系過往發展歷程中，從屬於醫學院教育體系的經歷（現在有些公衛系所仍在醫學院編制中），這種與其他醫療科系大學畢業多有專業證照可考的兩相對比下，公衛系定位問題就更為明顯。因此，這個類型學生的專業定位，是台灣公衛專業化發展長年以來的討論重點。有許多公衛學者認為，公衛專業化發展的主要方向，應該如同其他專業人員一樣，進入國家背書專業主義的模式，具體而言，即透過立法明確證照化，並且訂定執業範圍。這也就是公衛學界自1990年代以來的「公共衛生師」倡議（李玉春，2003，2011）。

專技人員公衛師

倡議立法的過程是艱辛的，因為衛生工作原本就有許多其他專業人士參與，部分業務也同時被其他專業主張為

其專業核心知能，因此公衛專業證照化的倡議，既然要主張出一個僅限於公衛專業的執業範圍，就勢必要回應來自既有從業者的挑戰，除了知識權威上的競爭，也涉及非常實際的職缺、資源分配等議題。倡議過程多有挑戰、妥協，其中曲折非本章重點，總之，公共衛生的重要性，在傳染病大流行這種顯而易見的健康威脅時較易受到重視，在2003年SARS流行時曾接近立法邊緣，最終沒有完成，到2020年COVID-19大流行之時，立法院終三讀通過制定《公共衛生師法》，確立了以專技人員考試為專業身分認證方式，由法律規範相關執業範圍、執業組織、懲處等規則，並於2021年舉辦第一次公衛師考試。立法目的於該法第一條明示「為建立公共衛生專業服務體系……提升公共衛生專業及發展，以促進民眾健康」，為典型以公共利益為論述基礎所建構的國家專業主義；該法第十三條明定公衛師執業範圍包括社區與場域之「環境健康風險」、「疫病調查及防治」、「民眾健康狀態及健康促進」與「食品安全風險調查及品質管理」方案之規劃、推動或評估，以及「其他經中央主管機關認可之公共衛生事務」。整個公衛專業證照化至此完成，立法倡議經歷了三十年之久，[2]台灣公衛專業發展進入一全新階段。

下一階段的專業化工作，會是開始將專技人員公衛

---

2 公衛師倡議、立法經過與學會主張的未來走向，請見李玉春等（2023）、楊佳樺等（2021）。

師，與其他相關法律和行政制度結合起來，讓具備國家認可專業能力的公衛師在適當位置發揮所長，當然，實際上也意味著要靠國家的力量建立起原本不存在、或不專屬於專業的就業機會。台灣公共衛生學會於2020年接受衛生福利部委託，成立專案小組進行相關規劃，朝向在公部門設置公職公衛師、將公衛師納入勞工健康人員、醫院感控人員、長照機構照服專員、學校衛生人員、環境衛生人員等構想（李玉春等，2023）。這些都將需要透過許多法規的修訂，來將公衛師逐步安放入現有已經存在的體制之中。另外，《公共衛生師法》也預留了公衛師自行開設「公共衛生事務所」（第八條）執行業務的空間，這是現有體制中不存在、全新的執業範疇，實際能夠提供什麼服務，滿足哪些社會需要，也需發揮創造力以及配合某些法規修訂來進一步完成。2023年10月財團法人國家衛生研究院與衛生福利部合作，透過「國家衛生研究院論壇」出版了完整建議報告書《臺灣公共衛生師專業發展與人力規劃》，詳細研討在各領域中公共衛生師可能適用的具體職缺，以及相對應需要修訂的法規和命令等（陳保中、李玉春編，2023）。在組織方面，2023年6月，第一個公衛師公會「社團法人臺北市公共衛生師公會」成立，專業組織逐步確立（台灣公共衛生學會，2023）。

公共衛生專業倫理

那麼，公共衛生從業人員，有什麼專業倫理守則需要在執業時遵守嗎？過去多年以來，雖然沒有公衛師，也已經有很多人實際從事公共衛生工作，但台灣的專業組織台灣公共衛生學會至目前（2023年）為止，尚未特別制定一套「專業倫理守則」，2023年成立的臺北市公衛師公會，已經開始研擬相關倫理守則（臺北市公共衛生師公會，2023）。過去衛生工作實務上，主要直接由法律規範，或者是由從業人員本身身分（例如隸屬於某醫療專業、或具備現職公務員身分等）的專業倫理或相關法規來進行要求。

台大公衛系在2007年陳為堅教授擔任系主任任內，制定了《公共衛生精神誓辭》（表8.1）（下略以《誓辭》）。之後，不僅公衛系，公衛學院全院畢業生皆會在畢業時的撥穗典禮上共同宣讀，此應為第一個台灣公衛學界中明確發出的專業倫理主張。近期此《誓辭》也開始見於台大以外的地方，似乎有逐漸擴散的跡象。《誓辭》形式較為簡化，揭櫫的大原則大方向的倫理主張，與通常較為具體、指引專業執行業務的專業倫理「守則」，定位略有不同。

表8.1　《公共衛生精神誓辭》全文

在我踏入公共衛生領域的此刻，謹在此鄭重宣誓：

將尊重與關懷每一個生命，無關乎貧富貴賤，務必使其免於疾病侵擾，將善用所學，使人與環境共存共榮，將盡心竭力，為人類健康謀求未來。健康促進乃是我的首要責任，必將全心全意，力求醫病於未發之時，必將秉持良知，集眾人之力捍衛民眾的健康，無論受到多少病源之威脅，不僅溯流而上找出原因，並且矢志將其完善控管。

不管身在社會任何角落，我將恪守倫理，依循法紀，認真負責執行每一項事務，師長的教誨常存心中，絕不因循苟且，散漫怠惰，不管遭受何種外力脅迫，都不會違背良心，損及社會公平以及正義。

我將以身為公共衛生界的一份子為榮，並謹記此刻榮光，以我的人格、尊嚴與自由意願在此立誓。

立誓人：_____

資料來源：陳為堅、江東亮（2010：142）。

考量台灣公衛學界與美國公衛學界的密切關係，而且美國公衛學術組織「美國公共衛生學會」曾制定過專業倫理守則，並於近年改版，在英文文獻中，這應該是最詳盡、發展最成熟的公衛專業倫理守則，值得參考，以下簡要討論之。最早在2002年，美國公衛學會就通過採用了「公共衛生領導協會」（Public Health Leadership Society）所制定的《公共衛生倫理實作原則》（Principles of the Ethical Practices of Public Health）為學會認可的正式公衛倫理守則（Thomas et al., 2002）。考量公衛環境條件與實施場域的變遷，2015年美國公衛學會發起一系列研討活動（Lee et al., 2020），並於2019年底發布新的《公共衛生專業倫理守則》（Public Health

Code of Ethics）（下略以《守則》）（APHA, 2019）。

新版《守則》起首定位為「專為公共衛生從業者而設的一組專業標準與期待」，並強調此守則是立基於一種假設前提：相信專業體所代表的不僅是一種社會中的特殊利益或地位，也是受到社會委託信賴的公共服務。此為專業體自我利益的揭露，同時也是專業攸關與公共利益的宣告，因此，《守則》代表的是專業體公開宣告的「集體良知」（collective conscience），也代表個別專業從業者對社會的特殊承諾，甚至是應具有的「第二認同」（a second identity），從業者應總是將公共利益與公共信任置於個人利益之前。但《守則》也強調，《守則》本身並不是用於懲處個別人員過失的規訓或管制文件，《守則》的目的是彰顯出公衛專業社群的價值，並作為指引專業個人與組織在追求大眾健康時的倫理分析工具。

觀察新版《守則》內容會發現一重大改變，也就是不再使用「健康」（health）一詞為專業目的，而改為追求「人類繁榮」（human flourishing）或「福祉」（well-being）。改用這兩個詞彙的意義在於強調個人能夠自我實現（self-realization）、社群能夠蓬勃發展（thriving communities），強調要盡量消弭「宰制、不平等、歧視、剝削、排除、受苦、絕望」，而不僅是要消弭過去理解中健康的相反面，如疾病（disease）或不健康（ill health）的狀態（APHA, 2019）。這細緻的區分，顯示出公衛專業倫理更全面地考量人類生活的處境。據此，《守則》提出六

類公共衛生核心價值參考清單，概述如下：

1. 專業主義與信任（Professionalism and Trust）——確保「以證據為本的」（evidence-informed）決策過程，當證據不足時，有義務盡量發掘證據，因為公共信任奠基於透明且以最高倫理、科學與專業標準的決策；有義務自我揭露利益衝突。

2. 健康與安全（Health and Safety）——此二者為人類繁盛的基本條件，有責任預防、最小化、消弭健康傷害，並促進與保護大眾的安全、健康與福祉。

3. 健康正義與平等（Health Justice and Equity）——確保資源與社會條件可使個人與社群享有平等機會實現健康與其他能力；確保負擔、利益與機會的公平分配；矯正源自包括發聲機會、權力、財富的結構性與制度性的宰制。

4. 互賴與團結（Interdependence and Solidarity）——促進個人與社群之間的正向關係、消弭負向關係，考量範圍包括人類、非人類生物、生態系，以及世代之間的衝突。

5. 人權與公民權利（Human Rights and Civil Liberties）——支持倫理公衛實作所仰賴的尊重自主、自我決定、隱私、無宰制的社會與文化條件。

6. 包容與積極參與（Inclusion and Engagement）——有責任確保透明、可接受大眾課責的公共知情決策

（informed public decision-making），盡量納入多元公眾、社群與利害關係人。

　　這六類型的核心價值彼此並無階層高低之分，相同重要，而每一類當中其實也包含了許多的概念，《守則》並沒有特別詳述每個概念的定義究竟為何，而是強調這些定義本身都有複雜內涵，需要持續的反思和確認。該怎麼做呢？《守則》接著提供了一份簡要的倫理分析指引（guidance）以及八項主要倫理考量（considerations），包括可接受性（permissibility）、尊重（respect）、互惠（reciprocity）、有效（effectiveness）、有責任的稀有資源使用（responsible use of scarce resources）、符合比例（proportionality）、可課責且透明（accountability and transparency）、公共參與（public participation）。這些也與多年以來累積的公共衛生倫理架構有許多相似之處（可參考本書第九章），此處不再詳述。總之，《守則》強調此指引是用來幫助公衛從業者確保公衛實作的權威與權力不會恣意專斷、歧視或傷害公共信任，「這些守則不是一個必須在技術上遵守的操作手冊或檢核表，守則的語言和條款可被用作倫理反思和審議的標準」（Lee et al., 2020: 491）。

　　除了美國公衛學會以外，舉辦「公共衛生認證」（Certified in Public Health, CPH）檢定考試的美國民間組織「公共衛生考試全國委員會」（National Board of Public Health Examiners, NBPHE），也為通過CPH的公衛專業人員

制定了《公共衛生考試全國委員會專業倫理守則》（Code of Ethics of the NBPHE，下略以《NBPHE守則》）。於前言中，該守則明確主張公衛專業人員「有保護、促進大眾健康的義務」（a duty to protect and promote the health of the public），而任何CPH人員若是違反守則，將會受到調查與懲處，其中包括撤銷CPH資格（NBPHE, 2022）。在初版《NBPHE守則》中（如表8.2），[3]共臚列十二項原則；在2022年該守則經大幅修訂為七大類、二十七項原則，更進一步詳加闡明CPH與社區及社群、服務對象群體、組織、員工的專業倫理關係，闡明CPH促進「多元、平等與包容」（Diversity, Equity, and Inclusion）的責任，以及通報違反倫理情事的責任。值得玩味的是，在2022年修訂版中（如表8.3），刪除了初版前言中提及的「保護大眾是最優先的責任」（the protection of the public is a responsibility of the highest order）此一主張，雖然守則內文第一大類第一項仍然是「將大眾的安全與健康置於其他所有利益之上」（Place the safety and health of the public above all other interests），與初版之第一項內文相同，由此推論，NBPHE認為群體的健康、安全仍是CPH所應最為重視的倫理價值，但試圖稍微淡化其絕對優位的地位。

3　NBPHE於2011年開始研議初版之《NBPHE守則》，於2012年正式通過。2022年NBPHE將倫理守則大幅修訂，於2022年3月4日正式通過。以上修訂過程，經與NBPHE團隊成員Allison Foster以及主導改版的美國喬治亞大學Joel M. Lee教授通信確認。最新版全文請見NBPHE官網資訊：https://www.nbphe.org/code-of-ethics/。

表8.2　Code of Ethics of the National Board of Public Health Examiners（The First Edition 2012）

All CPH professionals are entrusted with the duty of protecting, promoting and progressing the health of the public. In fulfilling this duty, you recognize that certification is a privilege that must be earned and maintained and that the protection of the public is a responsibility of the highest order. The following is the Code of Ethics which should be upheld by you. CPH professionals who intentionally or knowingly violate any provision of the Code of Ethics are subject to investigation and sanctions which may result in revocation of the certification.

1. Place the safety and health of the public above all other interests.
2. Demonstrate integrity, honesty and fairness in all activities and strive for excellence in all matters of ethical conduct.
3. Undertake work utilizing skills that ensure competent performance.
4. Act truthfully and speak in good faith in an objective manner based on knowledge of facts and competence of subject matter.
5. Protect confidential information that may bring harm to an individual or a community.
6. Act in a timely manner in disseminating information that protects the health of the public.
7. Act in a manner free of bias with regard to race/ethnicity, gender, religion, national origin, sexual orientation/gender expression, disability or age, and respect the rights of individuals in the community.
8. Accurately represent academic and professional qualifications.
9. Maintain competency requirements through recertification.
10. Acknowledge that the credential is the property of NBPHE.
11. Uphold and abide by the policies and procedures required by NBPHE to remain in good standing.
12. Use the NBPHE logo and credential as authorized by NBPHE.

資料來源：https://www.nbphe.org/code-of-ethics/，擷取日期：2021年12月31日（現在連結內容已更新為2022年新版守則）。

表8.2（續） **《公共衛生考試全國委員會專業倫理守則》2012初版**

> 所有「公衛專業認證」（CPH）人員皆被委以保護、促進與提升大眾健康的義務。履行此義務時，你認知到這個認證是一種必須勉力掙得且維持的特權，並且也認知到保護大眾健康的責任是你應奉行的最高指令。以下是你應擁護的專業倫理守則。故意或知情地違反任何守則條款的「公衛專業認證」人員，將會被調查、懲處，包括撤銷認證的處分。
>
> 1. 將大眾的安全與健康置於其他所有利益之上。
> 2. 證明你在所有活動中的正直、誠實與公平，且盡力追求所有倫理作為上的卓越。
> 3. 從事工作時，運用可確保專業表現的能力。
> 4. 行為誠正，秉持誠信原則、基於知識與相關專業能力的客觀立場來發言。
> 5. 保守可能造成個人或社群傷害的機密。
> 6. 及時傳播可能有助於提升大眾健康的資訊。
> 7. 不以種族／族裔、性別、宗教、國籍、性傾向／性別氣質、失能或年紀而為有偏差對待，並尊重個人與社群的權利。
> 8. 精準地代表學術與專業立場。
> 9. 透過再認證持續維持專業能力要求。
> 10. 承認此認證是「公共衛生考試全國委員會」的財產。
> 11. 擁護並遵守「公共衛生考試全國委員會」的政策和程序以維持身分。
> 12. 依據「公共衛生考試全國委員會」之授權使用委員會的標章和相關文書。

資料來源：https://www.nbphe.org/code-of-ethics/，擷取日期：2021年12月31日（現在連結內容已更新為2022年新版守則）。作者翻譯。

表8.3　Code of Ethics of the National Board of Public Health Examiners（The Revised Edition 2022）

Preamble

The purpose of the Code of Ethics of the National Board of Public Health Examiners is to establish standards of conduct for anyone Certified in Public Health（CPH）or applying for that certification. All CPH professionals have a duty to protect and promote the health of the public. In fulfilling this duty, certification is a privilege that must be earned and maintained. The CPH recertification process fosters life-long learning, professional development, and promotion of the public health profession. CPH professionals who violate any provision of the Code of Ethics are subject to investigation. The outcome of such investigation could lead to temporary or permanent loss of the CPH credential.

I. The CPH's Responsibilities to Community and Society
- Place the safety and health of the public above all other interests.
- Disclose any financial or other conflicts of interest in carrying out their responsibilities.
- Demonstrate integrity, honesty and fairness in all activities.
- Act truthfully and speak in good faith in an objective manner based on knowledge of facts and competence of subject matter.
- Provide current and accurate information about all public health issues, and when it occurs.
- Valuing all individuals and populations equally.
- Recognizing and rectifying historical injustices.
- Providing resources according to need.

II. The CPH's Responsibilities to the Population Served
- Apply skills with competence.
- Disseminate timely information that safeguards the health of the public.
- Protect confidential information in accordance with applicable federal, state, and local laws.

III. The CPH's Responsibilities to Their Organization
- Promote the mission, vision, and values of their organization within an ethical framework.
- Abide by procedures and governance in place to safeguard client confidentiality of and organizational information.

- Ensure that organizational activities, procedures, and communication are based on scientifically verified evidence when available, and informed expert consensus when conclusive evidence is not yet available.

IV. The CPH's Responsibilities to Their Organization's Employees
- Insist upon ethical conduct in the work environment.
- Keep the work environment safe and healthy.
- Identify and eliminate coercion and harassment in the workplace.
- Promote the best use of employees' knowledge and skills.

V. The CPH's Responsibilities to Diversity, Equity, and Inclusion
- Promote a culture of inclusivity and cultural competence that seeks to prevent, discrimination based on race, ethnicity, religion, gender, sexual orientation, age, or disability.
- Act in a manner free of bias regarding race, ethnicity, religion, gender, sexual orientation, age, or disability.
- Create and maintain internal organizational structures and external collaborations that allow for the participation of individuals and groups regardless of demographic, political, or social characteristics.

VI. The CPH's Responsibilities to the Profession of Public Health and the National Board
- Accurately and appropriately represent academic and professional qualifications.
- Maintain and advance individual public health competencies through recertification.
- Abide by the policies and procedures required by NBPHE.
- Acknowledge that the credential is the property of NBPHE.
- Use the NBPHE logo and credential as authorized by NBPHE.

VII. The CPH's Responsibility to Report Violations of the Code
- A CPH who has reasonable grounds to believe that another CPH has violated this Code has a duty to communicate such allegations to the Ethics Committee of the National Board of Public Health Examiners.

資料來源：https://www.nbphe.org/code-of-ethics/，擷取日期：2022年6月27日。

表8.3（續） **《公共衛生考試全國委員會專業倫理守則》2022修訂版**

序言

「公共衛生考試全國委員會」（NBPHE）提出本《專業倫理守則》的目的，是為任何獲得「公衛專業認證」（CPH）或申請該認證的人制定行為準則。所有的「公衛專業認證」專業人員都有義務保護與促進大眾健康。履行此義務時，本認證是一種必須勉力掙得並維持的殊榮。「公衛專業認證」再認證的過程促進終身學習、專業發展和公共衛生專業的推廣。違反任何《專業倫理守則》條款的「公衛專業認證」人員將會被調查，調查結果可能使「公衛專業認證」證書被暫時或永久撤銷。

I. 「公衛專業認證」人員對社群和社會的責任
- 將大眾的安全與健康置於其他所有利益之上。
- 揭露履行職責時任何財務或其他利益衝突。
- 證明你在所有活動中的正直、誠實與公平。
- 行為誠正，秉持誠信原則、基於知識與相關專業能力的客觀立場來發言。
- 當任何公共衛生議題發生時，提供最新且正確的資訊。
- 平等地尊重所有個人和族群。
- 肯認並矯正歷史不正義。
- 根據需要提供資源。

II. 「公衛專業認證」人員對服務人群的責任
- 以自身能勝任的能力應用技能。
- 及時傳播保障大眾健康的資訊。
- 依照適用的聯邦、州和地方法律保守秘密。

III. 「公衛專業認證」人員對其組織的責任
- 在倫理架構內促進其組織的使命、願景和價值。
- 遵守既定程序和治理以保守委託人和組織的機密性。
- 盡可能確保組織活動、程序和溝通均基於科學驗證的證據，若尚無完整證據，則盡可能基於知情的專家共識。

IV. 「公衛專業認證」人員對其組織員工的責任
- 在工作環境中堅守倫理行為。
- 保持工作環境的安全和健康。
- 辨識並消除職場中的脅迫和騷擾。
- 促進員工知識和技能的最佳運用。

V. 「公衛專業認證」人員對多元、公平和包容的責任

● 促進文化包容性與文化能力，以預防基於種族、族裔、宗教、性別、性傾向、年紀或障礙的歧視。

● 不帶有種族、族裔、宗教、性別、性傾向、年紀或障礙的偏見行事。

● 建立並維持組織的內部結構和外部合作，無論其人口、政治或社會特徵如何，均容許個人和團體參與。

VI. 「公衛專業認證」人員對公共衛生同業和全國委員會的責任

● 精準且適當地代表學術與專業資格。

● 透過再認證持續維持和提升個人公共衛生專業能力。

● 遵守「公共衛生考試全國委員會」的政策和程序。

● 承認此認證是「公共衛生考試全國委員會」的財產。

● 依據「公共衛生考試全國委員會」之授權使用委員會的標章和相關文書。

VII. 「公衛專業認證」人員報告違反守則行為的責任

● 當有合理理由認為另一名「公衛專業認證」人員違反本守則時，「公衛專業認證」人員有義務將此傳達給「公共衛生考試全國委員會」的倫理委員會。

資料來源：https://www.nbphe.org/code-of-ethics/，擷取日期：2022年6月27日。廖儀幀與作者翻譯。

　　另外，需注意的是，CPH是純粹由民間自行舉辦的同儕認證機制，其中並無任何國家力量的背書或是立法介入（雖然某些政府機構可能在進用人員時參採申請人的CPH資格作為有利條件），這與台灣由國家專業主義模式所建立起的公衛師專技人員證照制度有本質上的不同。NBPHE創立於2005年，自2006年開始辦理CPH考試，相對於美國

長遠的公衛專業發展歷程，這個證照化的嘗試也是相當晚近，又僅是由民間自行籌辦，其專業權威尚未明顯確立（Gebbie, 2009）。2018年一份對全美大學90位公衛學程主任進行的意向調查顯示，雖有七成表示認證有其重要性，但所有受訪學程皆表示認證並非該學程畢業門檻（Blavos et al., 2022），政府或私部門雇主似乎尚未普遍認可該專業認證的價值（Evashwick, Begun, & Finnegan, 2013），未來值得進一步觀察其發展。[4]

這些美國脈絡和價值觀點的倫理概念與倫理守則，在台灣有多大適用性？或者反過來問說，台灣衛生工作環境有什麼特殊性，以至於這些外國人發展出來的、某種程度而言似乎是普世的專業倫理守則不適用？這是現階段公共衛生專業化的重要工作。本章最後一節，將專門針對台灣的公衛師提出討論。

台灣公衛師倫理守則芻議

先釐清一個基本事實，前述美國公衛學會採用的《守則》，其用意是給所有從事公衛工作的人員，這與台灣具有國家專業主義專技人員性質的「公衛師」所需要的倫理守則可能相當不同。前者為民間專業團體自發的倫理宣

---

[4]　依考試單位NBPHE估計，開始有越來越多雇主將擁有CPH視為有利選才因素（Foster, 2016）。

告，後者因涉有立法以及國家賦予的特殊地位，一方面獲得公權力幫助較多，另方面可能也須承擔較多公共責任，倫理守則也會成為國家法律體系的延伸之處。《公共衛生師法》第十八條規定，「公共衛生師執行業務，應遵守公共衛生專業倫理規範」，且應「由公共衛生師公會全國聯合會擬訂，提請會員（會員代表）大會通過後，報中央主管機關備查」，也有相對應的懲處規範，第二十二條也明定「會員應遵守之專業倫理規範」。顯見得公衛師專業倫理訂定之必要性，以及國家力量在其中的強制性。

這種具有國家專業主義的專技人員性質，搭配上許多以國家立法力量所建立的執業範圍和實際職缺需求，將使公衛師遭遇到什麼可能的倫理挑戰？在專業倫理關係中，至少有「委託人—代理人」雙邊關係，還可能有與委託人不同的第三方付費者之關係，也有與委託人不同的服務接受者，以及隱身於整個關係背後的國家之關係。以下透過「委託人—代理人」關係來與三種現在已經存在於台灣，而且也是完成專業證照化的專業體來進行比較分析，呈現公衛專業倫理關係與現有各專業的三種差異之處：

1. 醫療專業人員

   從事臨床工作的醫療專業人員，諸如醫師、護理師、治療師等，他們的委託人是生病的個人，需要他們提供的專業服務來治療病痛。因此，這些委託人，也是醫療專業人員提供服務的對象，在不考慮

全民健康保險的狀況下，委託人也是付費購買專業服務者。

2. 社會工作人員

社會工作師或社工員的委託人，是需要社工服務的個案（或家庭），普遍稱為案主，這些委託人是社工人員提供服務的對象，但他們卻不是付費者，因為他們基本上無力付費，付費者通常為第三方，例如支付社工薪資的政府社會局，或是承接政府委託計畫的非政府組織。第三方付費者的利益，與委託人的利益方向理論上是一致的，委託人的問題獲得解決，就是政府衛生福利行政部門的問題獲得解決、達成政策績效。

3. 職業安全衛生人員

從事臨場服務的職安人員，如職安技師、職業安全衛生管理員，他們的委託人是企業雇主，他們提供服務的對象卻不是委託人，而是受僱於委託人的員工，付費者雖然就是委託人，但委託人的利益卻不見得與服務對象一致，因為這個委託關係之所以會存在，很可能是基於政府在職安法規上的要求，因此服務對象與政府衛生福利或勞動部門的利益一致，但與委託人的利益可能有潛在衝突。

與以上三類專業人員相比，公衛師將來若開始執業，其專業與社會中的關係可能如何？以下依前述李玉春教授

等人（2023）報告中提及的構想為基礎，分為三種可能的假想身分來進行基本關係分析：

1. 政府部門中的公職公衛師

   公職公衛師與目前體制嵌合度最高，也最能夠想像其執業情境。例如，受僱於中央機關如疾病管制署、國民健康署，或是縣市政府衛生局等，代表國家執行衛生工作。基本上，依其公職身分，必須符合公務員公務倫理的要求，除此之外，可能遭遇的倫理難題可能較小，現行衛生行政體系成熟穩健、營運多年，且政府依法行政，需要額外考量的倫理較少，最可能遇到的情形，可能是與長官見解不同時，如何陳述差異並據理力爭，這是公務倫理中上下級指揮關係的老問題，與衛生工作本身較無關係。其付費者即為政府，其委託人與服務對象為人民。公職公衛師的處境與社工人員相近，社工專業之中也有公職社工師的職涯路徑選項，差別在於公衛師服務的案主可能不是個人，而是某個社區群體。同樣的，公衛師會遇到的倫理難題可能也似於社工師，也就是，如何將手上現有可動用的行政資源，分配給眾多需要的群體；而不同之處在於，公衛師可能需要進一步處理，如果群體之中人們意見並非同質，而有不同主張時，如何包容、如何決定優先順序等問題，這是以個人為案主的社工師比較

不會遇到的問題（當然，社工師也不純然是個人，也要考量案主的家庭）。

2. 受僱於私部門的執業公衛師

   執業公衛師的處境與職安人員以及受僱醫療專業人員較為相近。一種狀況可能為，其委託人即為付費者，也是服務對象，如醫療人員；但與醫療人員不同的是，我們殊難想像任何一位個人，會有什麼公共衛生專業服務的需要，因此這委託者可能不會是個別病人，而是某個社區群體。這使得在醫療專業傳統中，著重於個案或病人自主權利、隱私權等考量的專業倫理不甚適用於衛生工作情境。另種狀況，可能是基於政府法規要求，而委託人必須僱用公衛師來提供某些服務，服務對象可能為服務對象本身，也可能為受僱於委託人的員工群體等。如前所述職安人員會遇到的難題，公衛師此時也可能遇到政府與服務對象利益一致，但與委託人的利益有潛在衝突的情形。此時若公衛師又是受僱於委託人，利害關係就會更為複雜。

3. 獨立執業的事務所公衛師

   事務所公衛師可能是目前最難想像的執業處境，或許是近似於技師的執業形式，穿梭於各委託業主之間提供專業服務，這些專業服務可能是基於法規的要求所生。委託人即為付費者，也是服務提供對象，若交與私有市場機制來處理，則關係相對較為單純。

以上談及的這些潛在倫理問題，會是將來公共衛生專業公會在制定倫理守則時，可能要處理的問題。

台灣各校公衛系大學部倫理教學現況

本章最後特別蒐集了《公共衛生師法》甫通過的2020年（109學年度）之時，台灣各主要公衛系所之中，倫理與法律議題相關課程開設情形（表8.4）。在可預想的未來幾年，課程可能會隨著公衛師考試的例行舉辦而有所調整，各校系之間的課程至少在被專業體認可的核心知能部分會逐漸齊一化，以符合專業體對於所有專業成員的標準化訓練要求。齊一化的過程中，各系所應會補齊原本能量較弱的領域，或是微調原有課程，使其在名目上符合要求；非公衛系所但領域相近的其他系所，可能也會開始在教學能量範圍內調整課程，使其能夠符合應考資格所規定的相關學分數要求。[5]在倫理訓練部分，現行做法主要是將法規與倫理合併在一起教授（或僅有法規），未來公衛師執業場域和執業模式逐漸確立後，應該會遭遇越來越多樣不同類

---

5 2020年6月3日公布的《公共衛生師法》第四條第一項規定應考公衛師之資格，其中第一款規定只要是「公共衛生學」系所畢業即可應考，第二與三款規定「醫事或與公共衛生相關」系所畢業並「曾修習公共衛生十八學分以上」或「並曾從事公共衛生相關工作滿三年以上」亦可報考，這十八學分或三年經歷如何認定，可參考衛生福利部醫事司於其網頁「得應公共衛生師考試資格審查專區」公告之「公共衛生師法第四條第一項第二款及第三款規定之認定原則」。具體認定課程及研擬過程請見李玉春等（2023）。

型的倫理難題挑戰，屆時倫理訓練的實質內容會再更為豐富，或許會有獨立教授的必要。2017年一份對美國公衛專業人員的調查也顯示，在CPH認證單位NBPHE指定諮詢委員會所建構的十個公共衛生工作領域（public health work domains）之中，受訪者認為其中「倫理」（ethics）是整體而言最重要的工作任務項目（Kurz et al., 2017）。顯見得在未來衛生工作中，倫理教學與知識準備的重要性。

另一方面，在專業證照齊一化的訓練下也要注意的潛在議題，是公衛教學的多樣性是否會受到壓抑，因為一旦專業體決定了什麼是「我們專業」的標準化內容和倫理判斷，且這個決定透過證照化（以及特別是考試檢核流程）的進一步強化，可能會限制了那些被專業體視為較為邊緣，甚至是不正統、非正典的知識建構與體系，這些知識，卻不見得「真的」與大眾的健康沒有關係，可能只是與專業體所採取的官方立場有所不同而已。這點也是未來幾年值得繼續觀察的公衛教育發展方向。

表8.4　台灣各校公衛系109學年度開授公衛法規與倫理相關課程列表

校系名稱	課程名稱（學分數）	必／選修
國立臺灣大學公共衛生學系	公共衛生法（2）	必
輔仁大學公共衛生學系	醫療及衛生法規（2）	必
	職業安全衛生法規（2）	選
高雄醫學大學公共衛生學系	醫事及衛生法規（2）	選
	工業安全衛生法規（2）	選
慈濟大學公共衛生學系	公共衛生法規（2）	必
	職業安全衛生法規（2）	選
臺北醫學大學公共衛生學系	公共衛生法規（2）*	必
中山醫學大學公共衛生學系	醫事與衛生法規（2）	必
	環保行政與法規（2）	選
中國醫藥大學公共衛生學系	醫事及衛生法規（2）	必
	環境保護法規（2）	選
	公共衛生倫理（2）	選
國防醫學院公共衛生學系	醫事及衛生法規（2）	必
	公共衛生倫理（2）	必
國立臺灣師範大學健康促進與衛生教育學系	公共衛生法規（2）**	必

*110學年度新增職業安全衛生法規（2）選修
**110學年度改名衛生法規與倫理（2）必修

資料來源：各校系官方網站資料，擷取時間為2022年1月。楊宜華整理，作者繪製。

專業化的挑戰

本章快速地回顧了專業體、專業化與專業主義的意義、形式與在社會中的定位，也探討了公共衛生作為一門專業的發展歷程，以及晚近在台灣的證照化倡議努力，最後並設想了證照化的公衛師在執業時可能的倫理衝突處境。未來的重要工作，包括繼續完成證照化後的相關法規配套修訂，也需要制定公衛師的專業倫理守則，相應於這些新工作機會和倫理要求，公衛學校教育端也可能需要作出相對應的訓練和課程調整。於此同時，公衛教育也必須持續強調公共衛生追求平等、改革不義、關懷社會的精神，這是在公衛專業技術之外，整個學科的立足根本價值，以及所有公衛介入的正當性基礎。

如今，公衛師立法終於完成、考試亦已上路，雖然仍有許多配套工作要完成，公衛系學生總算不再是醫衛領域中少數沒有證照可考的科系，希望這個執念可以從此消失。誠然，「具備精良訓練的公職人員、不受政治干擾、有永久職位、足夠薪餉、可支配充足資金且受到知識大眾的信賴」（Vincent, 1923: 41），這百年以前公衛學者擘劃的理想專業執業情境，可能透過一種由國家專業主義所建構的證照制度開始實現，由此觀之，公衛師是個有潛力的契機，值得繼續努力，將「個人之用」與「群體之用」結合在一起（請見導言的討論）。

證照化所許諾者固然美好，公衛技藝固然可以用於執

行法定業務，但公衛專業想望的應不僅於此。如美國學者所批判反省，美國公衛的專業發展在過去一百年中的某些時刻，走上了科學研究化、學院化、去政治化的路線，公衛人員可能成為了稱職的技術專家（technical expert），但也離原本公衛的社會與政治改革路線越來越遠（Fairchild et al., 2010）。在台灣的我們，也要記取這個教訓。在專業證照化之時，公衛專業應該還保有一種更宏大格局、具備開放、多元、公共的精神，能夠廣納所有關心大眾健康的專業人員與具備在地知識的民眾參與，以有組織的力量、團隊的合作來推動公衛事業；能夠透過科學方法改革結構、矯正不義，回應社會的行動需要。

我們應確保台灣公衛專業證照化、制度化，不僅不會背離這個這個公衛傳統，還能夠與之併行、互相增益。因此公衛教育也需要進一步發展，使學生具有對現況結構的批判性、對健康不正義的敏感性、對健康問題社會成因的診斷能力、對公衛政策可能造成壓迫的反省能力，能夠有能力反思公衛專業本身的公共性、與民主政治的關係、與自身所處的政治共同體之間的關係，以取得大眾對於公衛專業的信任，並維繫公衛專業的正當性，以及最重要的──在政治上倡議公衛改革、提供共同利益的行動力，這是公共衛生於十九世紀發軔之處。

公衛專業不僅要作國家合用的器皿，也要作群眾手裡的有用武器。

9
公共衛生政策的倫理分析架構

Analytic Frameworks for Public Health Ethics

處理完了公衛專業體內部的專業倫理議題，本書最後一章重新拉回到全社會的宏觀視角，探討公共衛生倫理的應用方法，也就是當我們遇到一個與公衛健康政策有關的潛在（或顯然）倫理爭議時，我們可以用什麼方法來評估，並且找到倫理實務的解方，也就是那些讓我們的共同健康生活能夠繼續進行下去的共識。這些方法對於一般讀者來說，可能有些用處，例如用於評估生活中遇到的健康議題相關政策，對於公衛學徒來說，可能是必要的能力，以回應專業倫理對自身的要求。本章首先介紹當前常應用於公共衛生與健康政策的三大主要倫理理論——結果論、義務論與社群論，接著介紹主要的倫理分析架構，包括傳統的生醫倫理四原則與公衛介入倫理分析架構，並說明如

何應用這些理論進行倫理思辨、處理倫理難題。

健康政策「應該」追求什麼？

　　本章進入的是一個較為操作性質的層面，探討公共衛生介入與健康政策作為遭遇到倫理難題時，有什麼可用的分析架構幫助我們解決問題。對於倫理議題的敏感度，以及進行倫理思辨、解決倫理難題、為某項健康政策進行倫理辯護的能力，是公衛從業者的必備技能（APHA, 2019）。這一方面相當「有用」（如本章後段將討論，「有用」本身是一種在公衛領域中相當重要倫理原則），因為提升倫理思辨的品質，能夠洞察政策與議題的核心爭論，更為精準地進行政策溝通與倡議，進而提升民主社會政策制定的品質。另一方面，倫理能力也是我們這個專業學門發展至今所內建的道德承諾（moral commitment），是公衛執業的「專業倫理」，也可以說是專業體核心認同的一部分（如第八章討論）。尤其，幾乎所有公衛政策都涉及人們生活甚鉅，公衛專業的社會信任度對於政策順利實施相當重要，透過將多元社會的不同倫理觀點納入考量，倫理分析亦有助於社會信任的建立。這是從效益主義的觀點而言倫理分析的用處。

　　除了對於公衛從業人員以外，對於一般大眾而言，倫理分析也是幫助我們選擇立場、採取行動的「有用」工具，我們對於生活中的遭遇，或是大眾事件的同情、義

憤，有機會轉化成為巨大的改革能量，幫助遭遇到國家衛生機器不義、不倫理對待的他人、未來也有可能是那個他人的自己，以及所有人構成的共同體。

本章旨在介紹當前常應用於公共衛生與健康政策的倫理理論以及分析架構，並說明如何應用這些理論進行倫理思辨、處理倫理難題。本章也會略微提及目前美國學界具共識的公共衛生專業倫理內涵。最後以對於未來倫理想像的探討作結。就方法而言，我們不用如真正的哲學家或倫理學家那般，自己開發出一套在架空世界中的完備「規範倫理」（normative ethics）理論體系，我們也不需要特別堅持說，自己是哪一派規範倫理理論的擁護者，並死守著那派的規範來進行倫理分析（Bayer et al., 2007）。我們的通常做法是，考察已經存在的主流倫理理論，擷取那些可能有助於我們解決倫理難題者加以應用，這種方法在學術上，可被歸類為「應用倫理」（applied ethics）。[1]

1　此處提供一個有關公衛倫理方法上的補述：這是一個公共衛生作為一應用領域，在方法上與純粹倫理學或哲學領域的重大分野。對純倫理學而言，作者／行動者／倡議者／思想者本身倫理立場的一致性（consistency）非常重要，不論是自我宣稱為承襲某派規範理論，或是自己開發出一套規範理論，其他人會期待這位思想者，不論在探討什麼主題，都秉持著相同的規範主張和態度而沒有雙重標準，這些是顯示他本人思考的自主性、理論的完備性（同時隱含理論的優越性）以及良好論證品質的指標（當然，任何一位思想者的立場都是會隨時間與情境而改變的，但這些改變也需要好理由，也是一致性的一部分）。相對的，對於要處理實際政策問題與健康問題的公衛從業者來說，我們的首要任務在於處理當下遭遇到的倫理難題，因此可以在不同的倫理難題中，運用不同的倫理思考來幫助我們釐清問題的癥結、做出判斷，我們的論證與分析要有一致性，但價值立場不需要有理論包袱。這並不表示我們是規範理論上的騎牆派，或是缺乏自己的核心價值，每個人當然有自己相信的

主要倫理理論概述

　　從歐美背景脈絡發展而來的倫理理論，可以粗分為結果論、義務論以及社群論三大分支（Roberts & Reich，2002），以下分別概述其內容，並舉出若干政策實例說明。

（一）結果論（consequentialism）

　　結果論主張以一個政策所造成的結果來判斷其價值，簡言之，能帶來結果越好的政策，其價值越高。在此類型理論之中，發展最完善的當屬英國的Jeremy Bentham與John Stuart Mill等人開展的「效益主義」，其具體界定，當我們投入等值的資源時，能夠為整體社會帶來最大效益的政策方案，就是最好的方案——這可能是公共衛生傳統與實作之中最重要或最常被訴諸的倫理原則了（葉明叡、李柏翰，2023）。我們對此並不陌生，台灣人時常追求的高CP值（性價比）也就大致是這個意思，讓每一塊錢的效用、能買到的東西價值發揮到最大。因此，效益主義是種表面

規範價值，並且理性也會要求一定程度的一致性，這些價值也會影響到我們的倫理分析與判斷，但我們不必為其所限。公共衛生專業組織也已經有公布若干的倫理守則（見本書第八章），可視為整個專業學科擁護的核心規範倫理（當然，這不是不能挑戰的）。附帶一提，我時常在許多學生報告或是考試閱卷時，看到如「根據公衛倫理……我們應該……」這類的陳述，這種時候我通常都非常困惑，文獻中並沒有一個單一的「公衛倫理」的主張存在，而是有許多根據不同倫理理論、原則、概念來對公衛政策或議題進行分析和判斷，即使是專業團體的倫理主張，也是有許多的彈性解釋和權衡空間，因此，說「根據公衛倫理……」如何如何，並沒有真的說出了什麼主張，需要進一步申論，或是至少明確說出，是指哪個版本的公衛倫理。

上最易於操作的倫理原則，我們把手上有的方案攤開來一比，哪個CP值高哪個勝出。效益主義的語言也很易於說服大眾或醫療衛生的專業同儕，「考慮看看這個政策吧！可以最快又有效、可以買到最多服務、治療最多人、可以降低最多肥胖盛行率！能不心動嗎？」

但效益主義狡獪的地方在於，當我們的討論很快地跳入政策方案的評比時，我們很容易就忽視了更前一階段的問題，為什麼我們要追求這個政策目的？我們如何定義滿足這個目的的效用？例如，當我們在爭論如何改革健保以因應財務危機時，我們其實都已經默默同意要透過集體的財務重分配去追求「全民健康覆蓋」，但我們真的都這樣同意嗎？我們之中難道沒有人會認為，維持健康、付錢看病是個人的責任嗎？當然，或許健保實施二十多年來，會這樣想的已經不多了。假設我們已經對追求「全民健康覆蓋」取得共識，我們要怎麼定義「全民健康覆蓋」的實現，並基此來計算效用？是越多人都可以去看得起醫生越好？看醫生、拿藥、做檢查治療的價格越可負擔（越便宜）越好？給付是包括越多種類的醫療服務和藥物越好，還是給付那些攸關人命的就好？或是以上這些的某種組合？效用看起來好比較，但是當我們真正把一件件事情納入考慮之後，計算就繁複了起來，而這些計算或是事前的估算（畢竟如果一個政策還沒人做過，我們根本沒有計算的基礎，只能用估計的，或更糟，用猜的），其資料收集本身也有成本。

其次，假使我們真的確定，某個政策做下去，可以帶來最多人的最大效用，我們可能也想要去追問，是誰的效用？這些效用（以及追求效用所需的資源付出）在不同群人之間的分布是如何？例如，在2011年二代健保改革時，在財務部分最後採用了薪資所得加上補充保費為保費費基的方案，而非原本規劃中的家戶總所得，或許這樣做也可以提升最多人的最大效用（透過此改革讓健保財務再繼續維持平衡個五年八年），但此做法僅些微改善了過去對於受薪階級的過度負擔，比起家戶總所得方案較沒有依照社會保險常依循的「量能負擔」原則來收取保費，因此許多人還是感到不滿，這就是因為牽涉到不同版本的資源分配公平（equity）或正義（justice）的理解，效益主義只是其中之一。

（二）義務論（deontology）

義務論以行為或政策本身動機的正確性（或理性）來判斷其價值，對的事情就是該做，不論其結果可能如何糟，錯的事情就是不該做，不論對誰可能有多大好處。這類型的理論中，最有名的是以歐陸哲學家康德（Immanuel Kant）為首開展的一系列理論。這類理論對於公共衛生而言看似較不直觀、不易操作，但實際上也是鑲嵌於眾多的健康政策之中。繼續前面提到社會保險採用的「量能負擔」保費收取原則，為什麼我們會認為財務能力較好的人，理應付出較多保費，來支付那些財務能力較差者的醫療帳單才稱得上公平呢？這公平的比較基準，可能是某種

來自正義的要求。正義的要求可能會主張，社會中的個人或家庭因病而貧、因貧而病，是種社會結構所造成的集體後果，若任由此情形發生，就是不正義社會結構，因此正義要求社會中其他有能力者付出資源以矯正此不義。

另一種類型為權利（rights）的語言。例如，權利可能會主張，所有人都有平等生存的權利，因此儘管某種罕見疾病的藥物非常昂貴，但為了保障這少數患者的生存權，我們的健保體系應該也要將此藥物納入給付，就算不用健保納入給付，國家也要透過別種方式來確保藥物的供應無虞、且一般人可以負擔得起，即使這樣可能會使整體健康照護體系的總效益無法最大化也無所謂。

再退一步思考，回到健保最初的目的「全民健康覆蓋」。我們在醫療上要互助、建立追求「全民健康覆蓋」健康體系的原因，可能是因為我們共同對於某種最起碼水準的人性尊嚴或道德平等（moral equality）的肯定，我們不允許社會中竟然有人（和我們一樣、生活在一起的人）會只是因為一時缺錢就死於可輕易治癒的疾病，讓家庭失去情感甚至經濟依靠。這個價值目前內建於台灣的全民健康保險，也內建於多數國家的公共資助健康體系（publicly-funded health systems）之中。總之，義務論關注的是行為本身的對錯，而不論行為的後果如何。[2]

2　更多有關義務論、德行論與後果論的公衛倫理應用，請見Ortmann等（2016）。

（三）社群論（communitarianism）

可是，我們怎麼知道我們真的不忍心看到有人陷入因病而貧、因貧而病的循環之中？說不定我們是崇尚弱肉強食、適者生存的社會啊？確實，人類社會之中對於彼此醫療需要的看顧，並非如今日般的常態，許多歷史中的社會可能為生存的必須而棄置老弱殘幼，人類社會的倫理價值發展有許多變化。這種論點，重視社群（community）之中固有的集體價值，由這些價值來判斷，什麼是倫理上應該追求的目的，這些目的就是社群的「共善」（common good）。社群論這種主張，看起來可能很符合許多社會與政策脈絡中的實況，但也面對許多挑戰。

例如，在台灣，過去醫療需要的滿足幾乎是個人（或家庭）的責任，如果醫生願意不收窮苦的病人醫藥費，那是醫者父母心（意味著主要是父母有責任要照顧你）、醫生的仁慈、悲天憫人，如果政府願意支付個人的醫藥費，那是政府為攏絡特殊族群所給予的恩惠，或是「父母官」英明領導、「造福」百姓，除此之外，生死有數，大家自求多福。這可能是當時時空下的無奈現實，也可能是一種盛行於當時的社群價值，問題在於，我們要如何區分二者？如果醫療需要的責任主要落在家庭和個人身上，那我們要透過全民健康保險來追求「全民健康覆蓋」、將看顧彼此的醫療需要變成義務，豈不是和社群價值有所衝突嗎？又，如果現在盛行於社會之中的倫理觀念，就是我們應該追求的倫理觀念，可能會阻礙了任何價值上的改革和

進步，使得政策具有保守的傾向。

　　儘管有這些挑戰，社群論對於現實世界中的解釋力和倫理訴求的說服力是很強大的，它預設了社會中多數人的支持，訴諸那些人們嚮往（至少在精神上或理念上）的價值，通常只提議有限度的政策變革，而且最重要的，它能夠激起人們的共同歸屬感（sense of belonging）、團結感（solidarity）、認同感（shared identity），這些是採取共同倫理行動的強大號召（回憶第七章的討論）。例如，我們可能也可以說，由健保所擁護的那種價值，現在已經成為了我們社群的新價值、新共善，因此我們會同意應該要好好來守護它，支持它度過財務危機、效率不彰等難關，繼續讓我們在醫療需要上彼此互相看顧。

　　需要特別說明，這三支倫理理論源自歐美國家的哲學傳統，歐陸或北美當然也不只這些，例如基督教倫理便是一個源流深遠，且至今仍深具影響力的倫理傳統；而歐美以外的廣大世界，也有許多不同倫理傳統，例如，在東亞的泛儒教倫理，在南亞的印度教、佛教倫理，這些宗教的倫理傳統雖然看似較為強調個人的修為，但也或多或少有涉及到群體關係的一面。在當代公衛倫理探討中，這些多元倫理傳統也有些討論，舉例而言，在討論到健康或長期照顧倫理時，儒教的「孝道」（filial piety）就時常被部分論者提出，論證其在照顧制度中的應用意涵（Lim, 2012;

Zhang, 2010），這些都值得進一步探究。[3]現況而言，不論在世界的何處，現代公衛與健康政策，多以歐美發展出來的制度設計為參考基礎，在倫理上的討論仍以歐美傳統為主，其他傳統的倫理資源亟需進一步研究、開發。公衛倫理領域指標刊物《公共衛生倫理》（*Public Health Ethics*）於2023年8月由兩位主編共同發出文告，要徵求超乎那些主流理論、常見架構，而有更廣泛理論意涵的倫理分析，包括環境倫理、女性主義、性別與種族研究、批判理論、解／反／後殖理論等（Dawson & Reid, 2023）。

倫理分析架構

　　前一節極為精要地介紹了三支主要倫理理論，用意是在提供倫理思考的基本起始點。但這些倫理理論主張各異，我們很難直接把它們應用於特定的政策討論之中，於是就有些學者致力於開發可以快速派上用場的一些倫理分析架構（framework），讓公衛從業者和臨床醫療人員可以易於上手。本節介紹介紹Nancy Kass專為公衛政策所發展的六步驟分析架構（6-step framework）以及James Childress等人後續發展出的公衛倫理架構，最後則不免俗提及較早期發展成熟的生醫倫理四原則（the four principles of biomedical

---

3　我有一個在儒教倫理上的初步嘗試，透過轉化孝道、仁政與天命等核心概念，找出可應用於當代團結的理論詮釋（Yeh, 2023）。

ethics），此四原則已成為生命倫理學（bioethics）領域中的主流架構。學習這些分析架構的目的，在於盡量可以面面俱到地評估一個健康政策的倫理議題，找出倫理上可行的政策方案，而又不至於過度陷入理論爭辯之中（在政策上，即使是理論的爭辯也是需要成本的）。

（一）公衛介入倫理分析架構

公衛倫理架構首要處理的問題，是集體利益與個人權利保障之間的衝突。公衛政策介入透過「有組織的社群力量」來保護與促進大眾的健康，這些社群力量在許多狀況下意味著國家的衛生行政部門或其他部門，運用行政力量來介入人民的生活，以追求集體的健康利益，這幾乎是所有當代公衛政策的基本結構。例如，我們很難想像，一個有效能、效率的政府，無法確保基本的乾淨飲水供應（需要大規模的淨水與自來水給水系統、汙水下水道系統等）、無法確保食物中不含有毒物質或有害添加物（需要檢驗、追蹤系統、衛生稽查能量等）、或無法應對傳染病流行（需要醫療資源分配、病毒血清檢驗、疫情調查技術等），這些對現代國家而言非常基礎的公共服務，其背後都有成熟的公共衛生體系在運作，也都隨時影響著人們的權利與利益（以及可能的侵害）。提升大眾健康當然是一件很棒也很必要的事，關鍵在於，我們怎麼判斷什麼時候國家做得太超過了？集體利益與個人權利的緊張關係，始終是（自由民主）國家公衛政策的核心論題。

因此Kass就認為，公衛倫理架構主要要解決的，就是判斷哪些公衛介入對於個人的基本權利已經過度侵害，因此是不正當介入。但她也認為，除了在面對到集體利益與個人權利衝突時，採用這種「自我節制守則」（a code of restraint），也就是原則上應盡量避免侵害個人消極權利以外，公衛倫理架構仍要維持積極社會改革、減少社會不平等、追求社會正義的目標，因此也必須從政策後果利害分配的角度來評估一個公衛介入。她在2001年發表於《美國公共衛生雜誌》（*American Journal of Public Health*）文章中提出的「六步驟分析架構」，是第一個專為公共衛生政策設計的倫理分析架構（Kass, 2001）。

Kass主張，要評價一個公衛介入是否為倫理上可接受的方案（ethically acceptable option），要問以下六個問題：

1. 公衛介入要追求的目的為何？
2. 此介入真的可以有效實現此目的嗎？
3. 此介入可能造成哪些方面的負擔？
4. 這些負擔可以盡量減少嗎？有沒有替代方案？
5. 此介入是否公平地實施？
6. 此介入的利益和負擔可如何公平地取得均衡？

這些實務導向的問題，一方面融入了規範倫理的若干理念（如被視為社會正義一部分的公平），另方面也要求我們除了相信理念之外，也要掌握好基本的事實與證據來

支持我們的倫理分析，這是公衛學門本該做好的科學專業基本功。Kass強調，這個架構並不是個別公衛從業者的專業執業倫理，而是一個分析工具，幫助我們考慮各層面的倫理議題，判斷某一公共衛生介入或政策是否具有倫理正當性。另外，Kass也提醒，公共政策總是受到許多因素的影響，運用此倫理架構得出的政策選項，或許是倫理上可行的（至少根據我們的分析是這樣），卻不見得是政治上人們偏好的選項，民主社會的政策制定，尚有其他因素需要考慮。

表9.1簡要地應用「六步驟分析架構」來分析一個在許多國家普遍實施的公衛政策——菸品健康福利捐（以下簡稱菸捐）。在「分析評估」欄位所列出的，只是以我提供的某個版本倫理辯護來舉例，不是唯一正確的版本，尚有許多不同層面的因素應予以考慮。例如，菸捐政策的目的，是降低菸品消費量，還是降低吸菸率（還是降低菸品消費量就等於降低了吸菸率）？這個版本如何給予「負擔」和「效益」不同的權重？國內外研究的證據考量全面且支持分析中的宣稱嗎？讀者可以在思考查證之後，練習提出自己的版本，然後與現行菸捐政策進行比對，考察哪些部分在倫理上有所疑義，又應該如何改進。

表9.1　運用Kass「六步驟分析架構」於菸品健康福利捐倫理分析

步驟	分析評估
(1) 徵收菸捐政策要追求的目的為何？	降低菸品消費量。
(2) 此介入真的可以有效實現此目的嗎？	國內外研究皆顯示，開徵菸捐與降低菸品消費行為、降低菸品銷量有因果關係。
(3) 此介入可能造成哪些方面的負擔？	吸菸者需付出額外金錢；限制商業自由、人民選擇自由。
(4) 這些負擔可以盡量減少嗎？有沒有替代方案？	其他方案可能負擔較低，但無法達成菸捐的成效。
(5) 此介入是否公平地實施？	齊頭式徵收菸捐，但可能不公平地加重特定階層或群體的經濟負擔（考量吸菸群體之人口特性）。
(6) 此介入的利益和負擔可如何公平地取得均衡？	徵得之菸捐應專門使用於促進戒菸方案與替代療法、改善菸農經濟、有限度保障無礙吸菸空間（如設置吸菸室）等。

資料來源：Kass（2001），案例內容為作者提供。

　　Childress等人（Kass也在團隊之中）在2002年發表於《法律、醫學與倫理雜誌》（*The Journal of Law, Medicine & Ethics*）的一篇文章中，進一步考量了更多綜合倫理理論，完整申論了公共衛生倫理的知識領域，並也提出了一個分析公衛介入的倫理架構。他們認為，在通常的狀況下，只要遵照「一般道德考量」（general moral considerations），也就是那些基本的、自由民主社會通行的倫理原則、概念或原理，例如不欺騙、不傷害、提升利益／效益、保障個人自由、信守承諾、確保言論自由、參與機會等等，針對

特定的公衛政策介入個案來進行特殊化適用（specify）和加權（weight），公衛介入可能產生的倫理衝突就大多都能獲得解決（Childress et al., 2002）。

而當「一般道德考量」不能解決的時候，例如一般道德考量彼此之間衝突的時候，他們提出五個「可辯護條件」（justificatory conditions），來判斷在哪些狀況下公衛介入具有倫理正當性，包括有效性（effectiveness）、符合比例（proportionality）、必要性（necessity）、最小傷害（least infringement）與公共辯護（public justification）（內容詳如表9.2）。在公共辯護條件中，他們也強調大眾參與的政策審議（deliberation），因為公衛政策介入的目標、健康的定義、風險識別、利益等核心概念，並沒有一個絕對的科學標準或專家標準能夠界定（例如像是病媒蚊繁衍與傳播機制或是化學物質毒性那樣可以有科學方法來界定），而是由社會整體所共同界定，以上用於評估公衛政策的事實基礎，例如是否有效、怎樣算有效、比例如何計算、怎樣算最小傷害等等，也需要盡可能將多元的觀點和利害關係納入考量，確保在最終做出取捨（trade-offs）時，所有受到政策影響的人們都有機會公開地參與、表達以及發揮對決定（不論多麼微小）的影響力。就算真的不得不限制或侵害到個人自由、達不到資源的公平分配或其他一般道德考量，也要能有足夠信心說，這些損害都是倫理上有理有據、經過審慎考量的結果，以取信於大眾，建立公衛決策的公共信任。

這些分析架構並不是要用來當作達成任務用的檢核表

使用，那種「只要勾選了每個項目，就等於通過了倫理審查」的檢核表。公衛實作與研究當中的倫理是一種參與者之間的動態關係，是一種倫理狀態的維持，前一刻還看起來「應該沒什麼問題吧」的公衛介入，下一刻可能掀起巨大倫理爭議。透過分析架構的幫助，我們可以快速掌握一個公衛介入的主要可能倫理面向，但在規劃、進行的當中，公衛研究者、從業者仍須時時保持警覺，時時反省，檢視是否有可能的倫理難題出現。這是倫理分析架構的適當使用方式。

表9.2　Childress等人提出的公衛政策介入五項「可辯護條件」

條件	內容
有效性 （effectiveness）	介入在實證上真的可以保護公眾健康。
符合比例 （proportionality）	介入獲得的公衛效益和造成的侵害成比例。
必要性 （necessity）	介入是否為必要之最後手段（已無其他更優替代方案來達成政策目的）。
最小傷害 （least infringement）	即使符合前三點，仍須採取對一般道德考量造成最小傷害的介入方法。
公共辯護 （public justification）	介入者有責任以公開透明的方式，向大眾（特別是受到侵害的族群）解釋並為介入可能造成的傷害辯護，以維持公共信賴，滿足民主課責（accountability）。

資料來源：Childress等（2002），作者彙整。

（二）生醫倫理四原則

在公衛倫理架構發展之前，生醫倫理、臨床倫理領域，早在1970年代就由Tom Beauchamp與Childress合作發展出來四個基本原則，其專書《生醫倫理的原則》（*Principles of Biomedical Ethics*）在2019年已發行至第八版，演變至今可說是已經成為應用於臨床場域的主流倫理典範（Beauchamp & Childress, 2013），現在有時亦被稱為「原則主義」（principalism），醫療專業領域的讀者對此肯定不陌生。這四原則分別是尊重自主（respect for autonomy）、行善（beneficence）、不傷害（non-maleficence）、正義（justice），要言之：

1. 尊重自主要求的是對於個人意願的尊重，更學術一點的說法是，要將個人當作目的而非手段看待（回想：這比較接近前述三支倫理理論的哪一支？），病患或是受到政策影響的個人，應能享有自主選擇權，且應該得到充分的告知和說明等等。

2. 行善要求的是行動者要以其對象本身的利益福祉為考量，在可行的範圍之內，選擇對患者或民眾最有利的那個選項（回想：這又比較接近哪一支？）。

3. 不傷害原則是指在可選擇的範圍內，選擇造成傷害最低的選項，且不選擇會造成額外傷害的選項，這點最接近西方醫學古典上對醫師的專業倫理要求，即醫師的《希波克拉底誓言》（Hippocratic Oath）。

4. 正義原則要求的是健康照護資源的公平分配，在必要時進行資源優先配置（prioritization）與配給（rationing），這裡所謂的必要時，根據不同的正義理論可能有不同的界定方式，正義原則並沒有告訴我們應該採用哪個版本，只是要求我們不可忽略此面向。

這四個原則並無階層高低之分，皆同時適用於所有倫理議題，只是每個議題依其特性可能有些層面衝突較為明顯，另外一些則無太多異議。雖然除了臨床外，這四原則理論上亦可適用於各式生物醫學議題，以及相關政策情境，但其較以個人與個人之間的關係（最初發展時為醫師與病人之間的關係）為出發點的模式，在處理群體層次的公共衛生政策議題時，有時難以權衡適用，或有現實中無法顧及之處。公衛議題由於具備集體、群體的特質（影響到很多人的健康、要花很多人的錢、要動員很多人來做事），與公共政策緊密相關，需要應用如前述的公衛倫理架構來解決。

判斷：我們應該過的美好生活

本章介紹了三大倫理理論，以及目前主要的公衛倫理分析架構。本章也嘗試說服讀者，倫理分析對於公共衛生實作、公衛政策與一般大眾的重要、有用之處。希望在閱

讀完本章之後，讀者也可以自己嘗試看看，反思在工作、研究當中，是否有過去未曾發現的倫理層次議題存在，或進一步運用本章介紹的架構來處理自己遭遇到的倫理難題，相信會發現到倫理分析的潛力和用處。至於公共衛生從業人員的「專業倫理」議題，請見本書第八章之分析。

很可能出現的懷疑是，好，就算我釐清了在公衛工作、研究之中遭遇到的倫理難題好了，那又怎樣？我們蒐羅了完善的證據、在腦海中、在與其他人的激烈思辨過程中，得出了倫理建議提案之後，那又怎樣？這說不定很可能只是我們共享高度同質價值的一小撮人的執念罷了，政策真正要實施的對象——社會大眾——那個公共衛生當中的「公共」不見得也是這麼想，甚至，可能具有很不同的倫理觀念吧。這個質疑，一方面是帶到最現實主義的提問：倫理分析真的有用嗎？另方面，則是最理想主義的提問，也就是公衛倫理的最根本問題：「我們」應該過什麼樣的生活？

確實，由民主社會的決策常常是各方利害關係人政治實力均衡的結果（如本書前幾章所分析），這結果通常不是倫理上最好的選項（Kass, 2001），更不用說，其實常常出現倫理上大有問題的政治決定。但做好倫理分析，至少我們在理念層面上能夠較有信心，也可以辨識並說服真正有相同理念或利益的朋友，共同朝向相同的方向努力，在一定程度上也算是減少了政治阻力。最低限度而言，至少也能讓我們釐清爭論的核心，不會在許多議題上空轉許久

後才發現，各方根本在用不同的倫理預設在進行思考和爭辯，或作為評估政策成效的基準，造成對話沒有共同基礎而使政策和改革虛耗空轉。全民健保的定位就是一個很好的例子，時至今日，仍會見到許多人在爭論，究竟健保是「保險」還是「福利」，這標籤式爭論的背後，或許隱含著從健保1995年開辦至今，人們對於在醫療照護上國家與人民，以及人民與人民之間的責任分配關係，從未取得過真正共識。多年的健保改革，主要著眼於維持財務平衡，以及與之相關的支付改革以提升效率（回想：讓每收到一塊錢的健保費能買到更多服務，這是哪支倫理理論的邏輯呢？），尚無精力去處理這根本的倫理爭論。[4]

　　公共衛生政策，說到底，是人們為了共同生活所做的一連串政治決定的成果，一種將彼此對於健康醫療福祉照顧的責任給制度化的具體呈現。這些決定代表了「我們」作為一個共同生活的政治共同體所擁護、所共享的價值，代表了「我們」所認為我們應該過（或至少是應該去努力追求）的那種生活。倫理分析不能告訴我們到底該追求什

4　中央健保局前總經理張鴻仁教授對此議題有精彩的整理討論（張鴻仁，2020）（特別是第14章）。當然，已經蘊藏於健保制度設計的價值，不論實況如何，《健保法》通過、修訂過了，就是過了，十年、二十年也就實施到現在了，或許也有一種可能，這樣的每日政策實作，已經潛移默化中形塑了台灣人對於醫療事務的倫理判斷，使得對照顧責任的價值立場逐漸朝著某個方向收斂（Yeh & Chen, 2020）。多年以來居高不下的健保政策滿意度，以及歷年來不論遇到什麼困難都不動搖基礎價值的改革方案，以某種事後觀點一定程度驗證了這個可能。

麼（當然它介紹提供了很多選項），倫理分析在這過程中能幫助我們的是釐清、確認彼此的價值，彼此能夠取得共識之處，讓我們採取共同行動，繼續一起努力追求美好的生活。

　　走完二十一世紀第二個十年，台灣有了即時空氣品質監測系統、社會保險、生物安全第四級（P4）實驗室、緊急醫療網、公費疫苗、核電廠、藥害救濟基金和全世界當中管制密度最高的傳染病防治體系，我們還有什麼不足的嗎？在這些之中，有什麼不滿意或怪怪的地方嗎？來一一檢視並試著改變吧。

希望我在本書中的努力，已經說服讀者倫理考量在公共衛生實作之中的重要性，特別是，採取行動的公衛邊界問題，以及健康與其他價值之間的權衡。邊界問題，反映的是團結與認同，我們是誰？我們為何互相關照？我們為什麼要共同追求，一種什麼樣的美好健康生活？我的答案，是訴諸民主與團結來作為倫理衛生行動的基礎。回答這組問題，是後續探討健康與其他價值的關係、共同做出合理、有意義決定，而不至於在往復權衡之間陷入虛無的前提條件。公衛學徒的兩道難題，我目前的探索就到此為止。

你可能會想再繼續追問，好吧，所以在一天結束之時，該說的話都已言盡了，該分析的倫理衝突也都已透徹了，如果我們仍然無法同意彼此、取得共識，便又如何？如果這只是一個學術上的爭論，那也沒什麼怎樣如何，大家繼續不同意彼此也就是了；但如果是現實生活中的健康議題，卻大大不同。從事公衛工作的好處和挑戰就在於，儘管無法取得共識，「我們」共同的生活還是要繼續下去，那些健康風險、那些實質的健康危害，不會因為人類沒有共識就不存在。我們只有什麼都不做「維持現狀」而繼續

與之共存（雖然現狀通常無法維持，沒有這麼便宜的事，風險和傷害通常只會持續惡化），或者採取共同行動來對應，這兩種行動選項（是的，選擇什麼都不做也是一種行動選項）。我們沒有的選項，是各執己見、懸置爭議。

對於公衛工作來說，這種倫理衝突的特性有實作上的好處，因為不管怎樣，我們都要行動，不能無限拖延決策；但挑戰則在於，正是因為沒有拖延的空間，我們每採取一個判斷、一個行動，表示在某種程度上，必定有一些倫理主張直接輾壓其他倫理主張。這個觀察，我最初是啟發自陳思賢對於憲法實際上在「齊一化」政治生活中倫理差異的見解延伸而來，「在信仰上，我們把『異端導正』視為是妨礙了自由，所以我們不干涉教義上的紛爭而任其持續，但對於被劃歸為俗世公民生活領域中的各種紛爭與歧見，國家必須加以解決，謀求最後的齊一性——因為這被認為是政府設立的最重要目的」（陳思賢，1997：161）。不只是憲法秩序，每當我們採取一個由國家發起、資助或背書的公衛行動，而該項行動尚無獲得倫理共識時，我們無可避免地也在健康價值的決定上採取了齊一化，這是公衛實作特有，而在臨床或其他個別專業關係中不太會見到的處境——我們幾乎總是在輾壓一些主張（也就是一些人的自主意願）。我稱這種處境為健康信仰的衝突，到了最後，那些真正、正當又無法化解的差異，人們只能夠過信仰對決來解決了（葉明叡，2019）。

怎麼會一本談倫理的書，繞了一圈，竟然是回到這種

實力至上的現實主義論調呢？「沒有正神，也就沒有異端，然而共同體的政治生活仍要繼續」（葉明叡，2019：68），而我們只能身處於這種健康的信仰戰爭之中。

論理至此，團結行動吧！

致謝

ACKNOWLEDGEMENTS

　　本書為科技部（現國家科學及技術委員會）補助專書寫作計畫（110-2410-H-002-164）成果，也獲得國家科學及技術委員會人文社會科學研究中心專書審查補助，經《科技、醫療與社會》期刊編輯委員會協助審查工作，感謝主編洪廣冀的協助，以及三位匿名審查人提供之修改建議，使本書考量更為周全，特別感謝，惟仍有許多部分尚未能完整提及，就留待未來繼續努力了。我也要感謝計畫助理楊宜華，以超高效率協助完成眾多計畫行政業務、籌辦工作坊以及資料蒐集工作，以及謝雨純、廖儀幀協助文獻蒐集及校閱。本書從構想到完成，歷經數年之久，過程全賴巨流圖書主編沈志翰、責任編輯張如芷的耐心與協助才能順利完成。

　　書中所討論內容，是我作為公衛學徒生涯到目前為止的醞釀、思考與研究成果，過程中，有機會與許多不同的前輩、好朋友共同討論激盪，至今才有機會具體成形，連成一氣。

　　我要感謝眾多師長、同道的協助。丁志音是鼓勵、引領我入研究之門，讓我有機會一探知識興味的啟蒙者。吳建昌開啟我對公衛倫理的研究興趣並奠定知識基礎。陳嘉

銘啟發我找到一條看待公衛議題的思想歧路，蜿蜒崎嶇但充滿自由與智慧的光亮。李玉春在某次長照保險的演講中，有關財務規劃的內容，是我對於世代間團結與分配正義思考的起點。鄭雅文與蔡博方給我在公衛專業化方面許多建議。李柏翰提供在全球衛生與健康人權上的建議。陳方隅提供了民主政治與福利體系的建議。吳澤玫提供審議民主理論上的啟發。

我特別要感謝Richard Saltman，在為人所知的比較健康體系與健康政策學者外表下，他是一位思想家與政治哲學家，透過最清晰與智慧的洞見，帶領著大家通過健康體系改革的迷障，他深刻影響了我的學術風格與觀察的視野。我也要感謝Barbara Prainsack，她的團結研究提供了我倫理與政治分析上的重要概念工具。Benjamin Hertzberg的專題討論課，則是啟發並鼓勵我進一步探詢民主理論的開端。[1]

感謝美國「公共衛生考試全國委員會」應允我翻譯並使用「公衛專業認證」人員《專業倫理守則》全文，特別感謝Joel Lee與Allison Foster提供專業倫理守則修訂經過的相

1　In particular, I would like to thank Richard Saltman, a distinguished scholar in the field of comparative health systems and health policy, beneath which is a thinker and political philosopher, leading the way through the maze of health reform with the clearest and wisest insights. He has greatly influenced my research style and the perspectives of observation. I would also like to thank Barbara Prainsack. Her works on solidarity offer me a useful conceptual tool for ethical as well as political analysis. As a seminar instructor, Benjamin Hertzberg inspired and encouraged my inquiry into democratic theories.

關資訊。[2]

　　我現在任職的台大公衛學院以及曾任職的國立陽明大學衛生福利研究所教師與行政同仁，都曾在專書撰寫過程中給我許多幫助，一併致謝。

　　吾友麥瑞瑜，雖然早已離開學界、翱翔於新大陸，仍孜孜不倦地隔著大洋接受我的知識轟炸，值得在此記上一筆。與公醫時代朋友們的精采討論，形塑了我對健康和照顧的思考，特別感謝。還有許多好朋友未能一一列入，在某些時刻，我們的互動、閒聊、社群媒體上的交流，也都是促成本書的重要推手。

　　我也要特別感謝以下出版單位應允我將過去曾發表過的文章於本書中援引使用。本書第五章部分內容，曾於2020年以Discourse on the Idea of Sustainability: with Policy Implications for Health and Welfare Reform為題，發表於國際期刊*Medicine, Health Care and Philosophy*，第23卷第2期，頁155-163，我感謝出版單位Springer Nature同意我翻譯並修改使用，[3]該章原初構想最早曾以海報形式發表於2017年台灣

2　I thank the National Board of Public Health Examiners for its generous permission to translate and reuse the content of the Code of Ethics for Certified Public Health. Special thanks are due to Joel Lee and Allison Foster (both with the NBPHE) for their input regarding the revision process of the Code of Ethics.

3　A part of the content in Chapter 5 of this book was derived from originally published in Medicine, Health Care and Philosophy. Yeh, M. J. (2020). Discourse on the idea of sustainability: with policy implications for health and welfare reform. *Medicine, Health Care and Philosophy*, *23*(2), 155-163. I thank the publisher Springer Nature's generous permission to reuse the article.

公衛聯合年會暨學術研討會；第五章附篇〈照顧考，或二十一世紀台灣長照制度啟示錄〉全文，曾於2019年發表於《台灣人權學刊》，第5卷第1期，頁205-214，感謝《台灣人權學刊》同意我將該文收錄於本書中。另外，本書第四章原初構想曾以海報形式發表於2016年台灣公衛聯合年會暨學術研討會；第六章原初構想曾以口頭報告形式發表於2018年台灣公衛聯合年會暨學術研討會，感謝與會者的評論建議。

最後要特別感謝家人，尤其是Tina給我的無限的愛，讓我在這茫茫學術荒原不至迷失，這本書是獻給她的。

至今，我有幸仍然是名公衛學徒，我希望能夠繼續學習下去，有關人類健康，實在有太多有趣的事情值得討論了，希望翻開本書的讀者們，在翻閱了本書以後，也能和我共享這種興趣。

一起努力罷！

Agyepong, I. A. (2018). Universal health coverage: breakthrough or great white elephant? *The Lancet, 392*(10160), 2229-2236.

APHA. (2019). *Public Health Code of Ethics*. Washington, DC: American Public Health Association.

Béland, D., & Lecours, A. (2008). *Nationalism and Social Policy: The Politics of Territorial Solidarity*. New York: Oxford University Press.

Bayer, R., Gostin, L. O., Jennings, B., & Steinbock, B. (2007). *Public Health Ethics: Theory, Policy, and Practice*. New York, NY: Oxford University Press.

Beauchamp, D. E. (1983). What is Public About Public Health? *Health Affairs, 2*(4), 76-87.

Beauchamp, D. E. (1985). Community: the neglected tradition of public health. *Hastings Center Report, 15*(6), 28-36.

Beauchamp, D. E. (1996). *Health Care Reform and the Battle for the Body Politic*. Philadelphia, PA: Temple University Press.

Beauchamp, T. L., & Childress, J. F. (2013). *Principles of Biomedical Ethics* (7 ed.). New York, NY: Oxford University Press.

Bell, D. A. (2015). *The China Model: Political Meritocracy and the Limits of Democracy*. Princeton, New Jersey: Princeton University Press.

Bhatti, Y., & Hansen, K. M. (2012). Retiring from Voting: Turnout among Senior Voters. *Journal of Elections, Public Opinion and Parties, 22*(4), 479-500.

Bhatti, Y., Hansen, K. M., & Wass, H. (2012). The relationship between age and turnout: A roller-coaster ride. *Electoral Studies, 31*(3), 588-593.

Bianco, M., Haglund, M., Matsui, Y., & Nakano, N. (2001). The International Women's Movement and Anti-Tobacco Campaigns. In J. M. Samet & S.-Y. Yoon (Eds.), *Women and the Tobacco Epidemic: Challenges for the 21st Century* (pp. 209-217). The World Health Organization.

Birdsall, W. F. (2014). Development, Human Rights, and Human Capabilities: The Political Divide. *Journal of Human Rights, 13*(1), 1-21.

Blais, A., & Rubenson, D. (2012). The Source of Turnout Decline: New Values or New Contexts? *Comparative Political Studies, 46*(1), 95-117.

Blavos, A., Kerr, D., Hancher-Rauch, H., Brookins-Fisher, J., & Thompson, A. (2022). Faculty Perceptions of Certifications in Health Education and Public Health: Implications for Professional Preparation. *Pedagogy in Health Promotion,*

8(1), 49-58.

Brighouse, H., & Robeyns, I. (2010). *Measuring Justice: Primary Goods and Capabilities*. New York, NY: Cambridge University Press.

Bump, J. B. (2015). The Long Road to Universal Health Coverage: Historical Analysis of Early Decisions in Germany, the United Kingdom, and the United States. *Health Systems & Reform, 1*(1), 28-38.

Bundorf, M. K., & Fuchs, V. R. (2008). *Public support for national health insurance: the roles of attitudes and beliefs*. Paper presented at the Forum for Health Economics & Policy.

Burke, E. (1790). *Reflections on the Revolution in France*.

Busse, R., & Schlette, S. (Eds.)(2007). Focus on prevention, health and aging, new health professions (Health Policy Developments Issue 7/8). Retrieved from https://www.mig. tu-berlin.de/sysordner_sammlung/publikationen/2007_ publikationen/veroeffentlichungen/busse_r_schlette_s_ eds_2007_health_policy_developments_78_focus_on_ prevention_health_and_aging_and_human_resources_ guetersloh_verlag_bertelsmann_stiftung/

Busse, R., Schreyögg, J., & Gericke, C. (2007). Analyzing Changes in Health Financing Arrangements in High-Income Countries: A Comprehensive Framework Approach. HNP discussion paper. Retrieved from https://

openknowledge.worldbank.org/handle/10986/13711

Callahan, D. (1990). *What Kind of Life? The Limits of Medical Progress*. New York, NY: Simon and Schuster.

Callahan, D., & Jennings, B. (2002). Ethics and public health: forging a strong relationship. *American Journal of Public Health, 92*(2), 169-176.

Chen, P.-K. (2018). Universal Participation Without Taiwan? A Study of Taiwan's Participation in the Global Health Governance Sponsored by the World Health Organization. In A. J. Masys & L. S. F. Lin (Eds.), *Asia-Pacific Security Challenges: Managing Black Swans and Persistent Threats* (pp. 263-281). Cham: Springer International Publishing.

Childress, J. F., Faden, R. R., Gaare, R. D., Gostin, L. O., Kahn, J., Bonnie, R. J., ... Nieburg, P. (2002). Public health ethics: mapping the terrain. *The Journal of Law, Medicine & Ethics, 30*(2), 170-178.

Coggon, J., & Gostin, L. O. (2019). The two most important questions for ethical public health. *Journal of Public Health, 41*(1), 298-202. doi:10.1093/pubmed/fdz005

CESCR. (2000, 11 August 2000). General Comment No. 14: The Right to the Highest Attainable Standard of Health (Art. 12 of the Covenant). Retrieved from https://www.refworld.org/docid/4538838d0.html

Cylus, J., Normand, C., & Figueras, J. (2018). *Will Population*

Ageing Spell the End of the Welfare State? A Review of Evidence and Policy Options. Copenhagen: European Observatory on Health Systems and Policies.

Daniels, N. (1982). Am I My Parents' Keeper? *Midwest Studies in Philosophy, 7*(1), 517-540.

Daniels, N. (1983). Justice between age groups: am I my parents' keeper? *The Milbank Memorial Fund Quarterly. Health and Society*, 489-522.

Daniels, N. (2007). *Just Health: Meeting Health Needs Fairly*. New York, NY: Cambridge University Press.

Dawson, A., & Reid, L. (2023). Reinvigorating Public Health Ethics: Values, Topics and Theory. *Public Health Ethics, 16*(2), 113-116.

Dawson, A., & Verweij, M. (2012). Solidarity: a moral concept in need of clarification. *Public Health Ethics, 5*(1), 1-5.

Delkeskamp-Hayes, C. (2015). Morality at the Expense of Others: Equality, Solidarity, Taxes, and Debts in European Public Health Care. *Journal of Medicine and Philosophy, 40*(2), 121-136.

Engelen, B. (2019). Ethical Criteria for Health-Promoting Nudges: A Case-by-Case Analysis. *The American Journal of Bioethics, 19*(5), 48-59.

Evashwick, C. J., Begun, J. W., & Finnegan, J. R. J. (2013). Public Health as a Distinct Profession: Has It Arrived? *Journal of*

Public Health Management and Practice, 19(5), 412-419.

Fairchild, A. L., Rosner, D., Colgrove, J., Bayer, R., & Fried, L. P. (2010). The EXODUS of Public Health What History Can Tell Us About the Future. *American Journal of Public Health, 100*(1), 54-63.

Fidler, D. P., & Gostin, L. O. (2006). The new International Health Regulations: an historic development for international law and public health. *The Journal of Law, Medicine & Ethics, 34*(1), 85-94.

Forman, R., Atun, R., McKee, M., & Mossialos, E. (2020). 12 Lessons learned from the management of the coronavirus pandemic. *Health Policy, 124*(6), 577-580.

Foster, A. (2016). Certified in public health program: credentialing public health leaders. *International Journal of Health Governance, 21*(1), 26-34.

Fox, A. M., & Reich, M. R. (2015). The politics of universal health coverage in low and middle-income countries: a framework for evaluation and action. *Journal of Health Politics, Policy and Law, 40*(5), 1023-1060.

Frenk, J., Gómez-Dantés, O., & Moon, S. (2014). From sovereignty to solidarity: a renewed concept of global health for an era of complex interdependence. *The Lancet, 383*(9911), 94-97.

Fukuda-Parr, S. (2011). The Metrics of Human Rights:

Complementarities of the Human Development and Capabilities Approach. *Journal of Human Development and Capabilities, 12*(1), 73-89.

Fukuyama, F. (1989). The end of history? *The National Interest* 16, 3-18.

Fukuyama, F. (2014). *Political Order and Political Decay: From the Industrial Revolution to the Globalization of Democracy.* New York: Farrar, Straus and Giroux.

Gandenberger, M. K., Knotz, C. M., Fossati, F., & Bonoli, G. (2023). Conditional Solidarity - Attitudes Towards Support for Others During the 2020 COVID-19 Pandemic. *Journal of Social Policy, 52*(4), 943-961.

Gebbie, K. M. (2009). Public Health Certification. *Annual Review of Public Health, 30*(1), 203-210.

Ghebreyesus, T. A. (2017). All roads lead to universal health coverage. *The Lancet Global Health, 5*(9), e839-e840.

Goerres, A. (2007). Why are Older People More Likely to Vote? The Impact of Ageing on Electoral Turnout in Europe. *The British Journal of Politics and International Relations, 9*(1), 90-121.

Gollust, S. E., & Lynch, J. (2011). Who Deserves Health Care? The Effects of Causal Attributions and Group Cues on Public Attitudes About Responsibility for Health Care Costs. *Journal of Health Politics, Policy and Law, 36*(6), 1061-

1095.

Gostin, L. O. (2001). Public health, ethics, and human rights: A tribute to the late Jonathan Mann. *The Journal of Law, Medicine & Ethics, 29*(2), 121-130.

Gostin, L. O., & Friedman, E. A. (2017). Global Health: A Pivotal Moment of Opportunity And Peril. *Health Affairs, 36*(1), 159-165.

Gostin, L. O., Meier, B. M., Thomas, R., Magar, V., & Ghebreyesus, T. A. (2018). 70 years of human rights in global health: drawing on a contentious past to secure a hopeful future. *The Lancet, 392*(10165), 2731-2735.

Gostin, L. O., Moon, S., & Meier, B. M. (2020). Reimagining Global Health Governance in the Age of COVID-19. *American Journal of Public Health, 110*(11), 1615-1619.

Greer, S. L., Lynch, J., Reeves, A., Falkenbach, M., Gingrich, J., Cylus, J., & Bambra, C. (2021). *Ageing and Health: The Politics of Better Policies.* Cambridge Cambridge University Press.

Gusmano, M. K., & Okma, K. G. (2018). Population Aging and the Sustainability of the Welfare State. *Hastings Center Report, 48*, S57-S61.

Habicht, T., Reinap, M., Kasekamp, K., Habicht, J., van Ginneken, E., & Webb, E. (2019). The 2017 reform to improve financial sustainability of national health insurance in Estonia: Analysis and first lessons on broadening the revenue base. *Health Policy, 123*(8), 695-699.

Harnacke, C. (2013). Disability and capability: Exploring the usefulness of Martha Nussbaum's capabilities approach for the UN Disability Rights Convention. *The Journal of Law, Medicine & Ethics, 41*(4), 768-780.

Hayes, B. C., & VandenHeuvel, A. (1996). Government Spending on Health Care. *Journal of Health & Social Policy, 7*(4), 61-79.

Herington, J., & Lee, K. (2014). The limits of global health diplomacy: Taiwan's observer status at the world health assembly. *Globalization and Health, 10*(1), 71.

Hogan, D. R., Stevens, G. A., Hosseinpoor, A. R., & Boerma, T. (2018). Monitoring universal health coverage within the Sustainable Development Goals: development and baseline data for an index of essential health services. *The Lancet Global Health, 6*(2), e152-e168.

Hsiao, W. C., Cheng, S.-H., & Yip, W. (2016). What can be achieved with a single-payer NHI system: The case of Taiwan. *Social Science & Medicine, 233*, 265-271.

Hsu, H.-C., & Chen, C.-F. (2019). LTC 2.0: The 2017 reform of home- and community-based long-term care in Taiwan. *Health Policy, 123*(10), 912-916.

Hsu, Minchung, Liao, Pei-Ju (2015) Financing National Health Insurance: The Challenge of Fast Population Aging. *Taiwan Economic Review [經濟論文叢刊], 43*(2), 145-182.

Immergut, E. M., & Schneider, S. M. (2020). Is it unfair for the affluent to be able to purchase "better" healthcare? Existential standards and institutional norms in healthcare attitudes across 28 countries. *Social Science & Medicine, 267*, 113146.

Jennings, B. (2007). Public Health and Civic Republicanism: Towards an Alternative Framework for Public Health Ethics. In A. Dawson & M. Verweij (Eds.), *Ethics, Prevention, and Public Health*. New York, NY: Oxford University Press.

Jennings, B. (2015). Relational Liberty Revisited: Membership, Solidarity and a Public Health Ethics of Place. *Public Health Ethics, 8*(1), 7-17.

Jennings, B. (2019). Relational Ethics for Public Health: Interpreting Solidarity and Care. *Health Care Analysis, 27*(1), 4-12.

Kass, N. E. (2001). An Ethics Framework for Public Health. *American Journal of Public Health, 91*(11), 1776-1782.

Kemp, R., Parto, S., & Gibson, R. B. (2005). Governance for sustainable development: moving from theory to practice. *International Journal of Sustainable Development, 8*(1-2), 12-30.

Keskinen, S. (2016). From welfare nationalism to welfare chauvinism: Economic rhetoric, the welfare state and changing asylum policies in Finland. *Critical Social Policy, 36*(3), 352-370.

Koplan, J. P., Bond, T. C., Merson, M. H., Reddy, K. S.,

Rodriguez, M. H., Sewankambo, N. K., & Wasserheit, J. N. (2009). Towards a common definition of global health. *The Lancet, 373*(9679), 1993-1995.

Kreng, V. B., & Yang, C.-T. (2011). The equality of resource allocation in health care under the National Health Insurance System in Taiwan. *Health Policy, 100*(2–3), 203-210.

Krishnamurthy, M. (2013). Political Solidarity, Justice and Public Health. *Public Health Ethics, 6*(2), 129-141.

Kuhnle, S., & Sander, A. (2021). The Emergence of the Western Welfare State. In D. Béland, S. Leibfried, K. J. Morgan, H. Obinger, & C. Pierson (Eds.), *The Oxford Handbook of the Welfare State* (2 ed.) (pp. 73-87). Oxford: Oxford University Press.

Kurz, R. S., Yager, C., Yager, J. D., Foster, A., Breidenbach, D. H., & Irwin, Z. (2017). Advancing the Certified in Public Health Examination: A Job Task Analysis. *Public Health Reports, 132*(4), 518-523.

Laufenberg, M., & Schultz, S. (2021). The Pandemic State of Care: Care Familialism and Care Nationalism in the COVID-19-Crisis; The Case of Germany. *Historical Social Research / Historische Sozialforschung, 46*(4), 72-99.

Leary, V. A. (1994). The right to health in international human rights law. *Health and Human Rights, 1*(1), 24-56.

Lee, L. M., Ortiz, S. E., Pavela, G., & Jennings, B. (2020). Public Health Code of Ethics: Deliberative Decision-Making and Reflective Practice. *American Journal of Public Health, 110*(4), 489-491.

Liaropoulos, L., & Goranitis, I. (2015). Health care financing and the sustainability of health systems. *International Journal for Equity in Health, 14*(1), 80.

Lim, M.-K. (2012). Values and Health Care: The Confucian Dimension in Health Care Reform. *The Journal of Medicine and Philosophy: A Forum for Bioethics and Philosophy of Medicine, 37*(6), 545-555.

Liu, Y.-M. (2020). Population Aging, Technological Innovation, and the Growth of Health Expenditure: Evidence From Patients With Type 2 Diabetes in Taiwan. *Value in Health Regional Issues, 21*, 120-126.

Mann, J. (1994). Human rights and the new public health. *Health and Human Rights, 1*(3), 229-233.

Mann, J. M. (1997). Medicine and public health, ethics and human rights. *Hastings Center Report, 27*(3), 6-13.

Mann, J. M., Gostin, L., Gruskin, S., Brennan, T., Lazzarini, Z., & Fineberg, H. V. (1994). Health and Human Rights. *Health and Human Rights, 1*(1), 6-23.

Martins, A. A., Mata, T. M., & Costa, C. A. V. (2006). Education for sustainability: challenges and trends. *Clean Technologies and Environmental Policy, 8*(1), 31-37.

Mathew, S., & Mash, R. (2019). Exploring the beliefs and attitudes of private general practitioners towards national health insurance in Cape Town, South Africa. *African Journal of Primary Health Care & Family Medicine, 11*(1), 1-10.

McEwen, N. (2002). State welfare nationalism: the territorial impact of welfare state development in Scotland. *Regional & Federal Studies, 12*(1), 66-90.

Meadowcroft, J. (2007). Who is in charge here? Governance for sustainable development in a complex world. *Journal of Environmental Policy & Planning, 9*(3-4), 299-314.

Meadows, D. H., Meadows, D. L., Randers, J., & Behrens, W. W. (1972). *The Limits to Growth.* New York: Universe Books.

Meier, B. M. (2005). Breathing life into the framework convention on tobacco control: Smoking cessation and the right to health. *Yale Journal of Health Policy, Law, and Ethics, 5*(1), 137-192.

Meulen, R. t. (2017). *Solidarity and Justice in Health and Social Care.* Cambridge and New York: Cambridge University Press.

Meyer, I. H., & Schwartz, S. (2000). Social Issues as Public Health: Promise and Peril. *American Journal of Public Health, 90*(8), 1189-1191.

Miller, D. (1995). *On Nationality*. New York, NY: Oxford University Press.

Miller, D. (2000). *Citizenship and National Identity*. Cambridge: Polity Press.

Morone, J. A. (1997). Enemies of the People: The Moral Dimension to Public Health. *Journal of Health Politics, Policy and Law 22*(4), 993-1020.

Morone, J. A. (2018). Health Policy and White Nationalism: Historical Lessons, Disruptive Populism, and Two Parties at a Crossroads. *Journal of Health Politics, Policy and Law, 43*(4), 683-706.

Nay, O., Kieny, M.-P., Marmora, L., & Kazatchkine, M. (2020). The WHO we want. *Lancet (London, England), 395*(10240), 1818-1820.

NBPHE. (2022). Code of Ethics. Retrieved from https://www.nbphe.org/code-of-ethics/

Nijhuis, H., & Van der Maesen, L. (1994). The philosophical foundations of public health: an invitation to debate. *Journal of Epidemiology and Community Health, 48*(1), 1-3.

Nordensvard, J., & Ketola, M. (2015). Nationalist Reframing of the Finnish and Swedish Welfare States–The Nexus of Nationalism and Social Policy in Far right Populist Parties. *Social Policy & Administration, 49*(3), 356-375.

Norheim, O. F. (2015). Ethical Perspective: Five Unacceptable

Trade-offs on the Path to Universal Health Coverage. *International Journal of Health Policy and Management, 4*(11), 711-714.

Nussbaum, M. C. (2000). *Women and Human Development: The Capabilities Approach.* Cambridge: Cambridge University Press.

Nussbaum, M. C. (2007). *Frontiers of Justice: Disability, Nationality, Species Membership.* Cambridge, MA: Harvard University Press.

Nussbaum, M. C. (2011). *Creating Capabilities.* Cambridge, MA: Harvard University Press.

Onarheim, K. H., Melberg, A., Meier, B. M., & Miljeteig, I. (2018). Towards universal health coverage: including undocumented migrants. *BMJ Global Health, 3*(5), e001031.

Ooms, G., Latif, L. A., Waris, A., Brolan, C. E., Hammonds, R., Friedman, E. A., ... Forman, L. (2014). Is universal health coverage the practical expression of the right to health care? *BMC International Health and Human Rights, 14*(1), 3.

Ortmann, L. W., Barrett, D. H., Saenz, C., Bernheim, R. G., Dawson, A., Valentine, J. A., & Reis, A. (2016). Public Health Ethics: Global Cases, Practice, and Context. In D. H. Barrett, L. W. Ortmann, A. Dawson, C. Saenz, A. Reis, & G. Bolan (Eds.), *Public Health Ethics: Cases Spanning the Globe* (pp. 3-35). Cham: Springer International Publishing.

Parijs, P. v. (1998). The Disfranchisement of the Elderly, and Other Attempts to Secure Intergenerational Justice. *Philosophy and Public Affairs, 27*(4), 292-333.

Prainsack, B., & Buyx, A. (2011). *Solidarity: Reflections on an Emerging Concept in Bioethics.* London: Nuffield Council on Bioethics.

Prainsack, B., & Buyx, A. (2017). *Solidarity in Biomedicine and Beyond.* Cambridge: Cambridge University Press.

Qi, D. (2013). Globalization, social justice issues, political and economic nationalism in Taiwan: an explanation of the limited resurgence of the DPP during 2008-2012. *The China Quarterly, 216*, 1018-1044.

Rawls, J. (1971). *A Theory of Justice.* Cmabridge, MA: Harvard University Press.

Raza, V. F., Iftikhar, M., Gulab, A., Anwar, J., Tetlay, M., Atif, S., ... Nadeem, M. (2017). Impressions and attitudes of adult residents of Karachi towards a possible public health insurance scheme. *Journal of Pakistan Medical Association, 67*(9), 1460-1465.

Reeves, A., McKee, M., & Stuckler, D. (2015). The attack on universal health coverage in Europe: recession, austerity and unmet needs. *European Journal of Public Health, 25*(3), 364-365.

Reichlin, M. (2011). The role of solidarity in social responsibility for health. *Medicine, Health Care and Philosophy, 14*(4), 365-370.

Reis, A. A. (2016). Universal Health Coverage–The Critical Importance of Global Solidarity and Good Governance: Comment on" Ethical Perspective: Five Unacceptable Trade-offs on the Path to Universal Health Coverage". *International Journal of Health Policy and Management, 5*(9), 557-559.

Rizvi, S. S., Douglas, R., Williams, O. D., & Hill, P. S. (2020). The political economy of universal health coverage: a systematic narrative review. *Health Policy and Planning, 35*(3), 364-372.

Roberts, M. J., & Reich, M. R. (2002). Ethical analysis in public health. *The Lancet, 359*(9311), 1055-1059.

Rothstein, M. A., Alcalde, M. G., Elster, N. R., Majumder, M. A., Palmer, L. I., Stone, T. H., & Hoffman, R. E. (2003). *Quarantine and Isolation: Lessons Learned from SARS.* Institute for Bioethics, Health Policy and Law University of Louisville School of Medicine.

Ruger, J. P. (2005). Democracy and health. *QJM: An International Journal of Medicine, 98*(4), 299-304.

Ruger, J. P. (2006). Toward a theory of a right to health: capability and incompletely theorized agreements. *Yale Journal of Law & the Humanities, 18*(2), 3.

Ruger, J. P. (2009). *Health and Social Justice.* Oxford: Oxford

University Press.

Rumbold, B., Baker, R., Ferraz, O., Hawkes, S., Krubiner, C., Littlejohns, P., ... Venkatapuram, S. (2017). Universal health coverage, priority setting, and the human right to health. *The Lancet, 390*(10095), 712-714.

Sachs, J. D. (2012). From Millennium Development Goals to Sustainable Development Goals. *The Lancet, 379*(9832), 2206-2211.

Sachs, J. D. (2015). *The Age of Sustainable Development*. New York: Columbia University Press.

Sahlins, M. (1972). *Stone Age Economics*. Chicago: Aldine-Atherton.

Saltman, R. B., & Dubois, H. F. W. (2004). The historical and social base of social health insurance systems. In R. B. Saltman, R. Busse, & J. Figueras (Eds.), *Social Health Insurance Systems in Western Europe* (pp. 21-32). London: Open University Press/McGraw-Hill Education.

Sangiovanni, A. (2015). Solidarity as Joint Action. *Journal of Applied Philosophy, 32*(4), 340-359.

Sen, A. (1999). *Development as Freedom*. New York, NY: Oxford University Press.

Sen, A. (2005). Human rights and capabilities. *Journal of Human Development, 6*(2), 151-166.

Sen, A. (2008). Why and how is health a human right? *The*

Lancet, 372(9655), 2010.

Sen, A. (2009). *The Idea of Justice.* Cambridge, MA: Harvard University Press.

Sen, A. (2012). The global reach of human rights. *Journal of Applied Philosophy, 29*(2), 91-100.

Shepard, W. P. (1948). The professionalization of public health. *American Journal of Public Health, 38*(1_Pt_2), 145-153.

Singh, P. (2015). *How Solidarity Works for Welfare: Subnationalism and Social Development in India.* New York: Cambridge University Press.

Public Health Leadership Society (2002). Principles of the Ethical Practice of Public Health, Version 2.2. Retrieved from https://www.apha.org/-/media/files/pdf/membergroups/ethics/ethics_brochure.ashx

Solow, R. M. (1991). *Sustainability: An Economist's Perspective.* Paper presented at the The Eighteenth J. Seward Johnson Lecture to the Marine Policy Venter, Woods Hole, MA.

Solow, R. M. (1993). An almost practical step toward sustainability. *Resources Policy, 19*(3), 162-172.

Starr, P. (2009). Professionalization and public health: historical legacies, continuing dilemmas. *Journal of Public Health Management and Practice, 15*(6), S26-S30.

Stone, D. (2017). Health equity in a Trump administration. *Journal of Health Politics, Policy and Law, 42*(5), 995-1002.

Tamir, Y. (2019). *Why Nationalism.* Princeton and Oxford: Princeton University Press.

Thaler, R. H., & Sunstein, C. R. (2008). *Nudge: Proving Decisions about Health, Wealth, and Happiness.* New Haven, CT: Yale University Press.

Thomann, E., & Rapp, C. (2018). Who Deserves Solidarity? Unequal Treatment of Immigrants in Swiss Welfare Policy Delivery. *Policy Studies Journal, 46*(3), 531-552.

Thomas, J. C., Sage, M., Dillenberg, J., & Guillory, V. J. (2002). A code of ethics for public health. *American Journal of Public Health, 92*(7), 1057-1059.

Thomas, S. B., & Quinn, S. C. (1991). The Tuskegee Syphilis Study, 1932 to 1972: implications for HIV education and AIDS risk education programs in the black community. *American Journal of Public Health, 81*(11), 1498-1505.

Thompson, D. F. (2010). Representing future generations: political presentism and democratic trusteeship. *Critical Review of International Social and Political Philosophy, 13*(1), 17-37.

Tremmel, J. C. (2006). Establishing intergenerational justice in national constitutions. In J. C. Tremmel (Ed.), *Handbook of Intergenerational Justice* (pp. 187-214). Cheltenham, UK and Northampton, MA, USA: Edward Elgar.

Tronto, J. C. (2013). *Caring Democracy: Market, Equality, and*

Justice. New York and London: New York University Press.

UN. (1972). *Declaration of the United Nations Conference on the Human Environment.* Stockholm: United Nations.

UN. (2012). Resolution adopted by the General Assembly on 12 December 2012: 67/81. Global health and foreign policy (United Nations resolution on universal health coverage). Retrieved from https://www.who.int/universal_health_coverage/un_resolution/en/

UN. (2015a). Resolution adopted by the General Assembly on 25 September 2015: Transforming our world: the 2030 Agenda for Sustainable Development. Retrieved from http://www.un.org/ga/search/view_doc.asp?symbol=A/RES/70/1&Lang=E

UN. (2015b). Sustainable Development Goals. Retrieved from https://www.un.org/sustainabledevelopment/sustainable-development-goals/

UNCED. (1992). *Rio Declaration on Environment and Development.* The United Nations Conference on Environment and Development.

UNDESA. (2015). *World Population Ageing 2015.* New York: United Nations.

UNHR. (2016). *Report of the Special Rapporteur on the Right of Everyone to the Enjoyment of the Highest Attainable Standard of Physical and Mental Health (A/71/304).* Geneva: United

Nations.

Van Parijs, P. (1998). The Disfranchisement of the Elderly, and Other Attempts to Secure Intergenerational Justice. *Philosophy and Public Affairs, 27*(4), 292-333.

Venkatapuram, S. (2011). *Health Justice: An Argument from the Capabilities Approach.* Cambridge; Malden, MA: Polity.

Verweij, M., & Dawson, A. (2012). The Meaning of 'Public' in 'Public Health'. In *The Philosophy of Public Health* (pp. 13-29). Farnham: Ashgate Publishing.

Vincent, G. E. (1923). Public Welfare and Public Health. *The ANNALS of the American Academy of Political and Social Science, 105*(1), 36-41.

Wagstaff, A., & Neelsen, S. (2020). A comprehensive assessment of universal health coverage in 111 countries: a retrospective observational study. *The Lancet Global Health, 8*(1), e39-e49.

Wang, Y.-t., Mechkova, V., & Andersson, F. (2019). Does democracy enhance health? New empirical evidence 1900–2012. *Political Research Quarterly, 72*(3), 554-569.

WCED. (1987). *Report of the World Commission on Environment and Development: Our Common Future.* World Commission on Environment and Development, United Nations.

Weiss, E. B. (1990). Our Rights and Obligations to Future Generations for the Environment. *American Journal of*

International Law, 84(1), 198-207.

West-Oram, P. G., & Buyx, A. (2017). Global Health Solidarity. *Public Health Ethics, 10*(2), 212-224.

West-Oram, P. G. N., & Buyx, A. (2017). Global Health Solidarity. *Public Health Ethics, 10*(2), 212-224.

West-Oram, P. G. (2018). From self interest to solidarity: One path towards delivering refugee health. *Bioethics, 32*(6), 343-352.

WHA. (2005a). WHA58.33 - Sustainable Health Financing, Universal Coverage and Social Health Insurance. Retrieved from http://apps.who.int/medicinedocs/en/m/abstract/Js21475en/

WHA. (2005b). *World Health Assembly Resolution 58.33: Sustainable Health Financing, Universal Coverage and Social Health Insurance.*

WHO. (2005). *International Health Regulations* (Third Ed.). Geneva: World Health Organization.

WHO. (2008). *The World Health Report 2008: Primary Health Care Now More Than Ever.* Geneva: World Health Organization.

WHO. (2010). *The World Health Report: Health Systems Financing: The Path to Universal Coverage.* Geneva: World Health Organization Press.

WHO. (2014). *Making Fair Choices on the Path to Universal Health Coverage: Final Report of the WHO Consultative Group on*

Equity and Universal Health Coverage. Geneva: World Health Organization Press.

WHO. (2015). Anchoring universal health coverage in the right to health: What difference would it make? (Policy brief). Retrieved from http://apps.who.int/iris/bitstream/10665/199548/1/9789241509770_eng.pdf?ua=1

WHO. (2019). *Primary Health Care on the Road to Universal Health Coverage 2019 MONITORING REPORT*. Geneva: World Health Organization.

WHO. (2021, 4 October). Fact sheets - Ageing and health. Retrieved from https://www.who.int/news-room/fact-sheets/detail/ageing-and-health

Williams, C. R., Kestenbaum, J. G., & Meier, B. M. (2020). Populist Nationalism Threatens Health and Human Rights in the COVID-19 Response. *American Journal of Public Health, 110*(12), 1766-1768.

Wilson, J. (2011). Why It's Time to Stop Worrying About Paternalism in Health Policy. *Public Health Ethics, 4*(3), 269-279.

Winslow, C. E. A. (1920). The Untilled Fields of Public Health. *Science, 51*(1306), 23-33.

Wong, J. (2004). *Healthy Democracies: Welfare Politics in Taiwan and South Korea*. Ithaca, NY: Cornell University Press.

Yeh, M.-J. (2019). Exploring Users' Perceptions and Senses of

Solidarity in Taiwan's National Health Insurance. *Public Health Ethics, 12*(1), 1-14.

Yeh, M.-J. (2020a). Discourse on the idea of sustainability: with policy implications for health and welfare reform. *Medicine, Health Care and Philosophy, 23*, 155-163.

Yeh, M.-J. (2020b). Long-term care system in Taiwan: the 2017 major reform and its challenges. *Ageing & Society, 40*(6), 1334-1351.

Yeh, M.-J. (2020c). Political and Cultural Foundations of Long-term Care Reform Comment on "Financing Long-term Care: Lessons From Japan". *International Journal of Health Policy and Management, 9*(2), 83-86.

Yeh, M.-J. (2022). Intergenerational Contract in Ageing Democracies: Sustainable Welfare Systems and the Interests of Future Generations. *Medicine, Health Care and Philosophy, 25*, 531–539.

Yeh, M.-J. (2023). Confucian Welfarism: Intellectual Origins of Solidarity for Health and Welfare Systems. *Public Health Ethics.* First published online: November 6, 2023. https://doi.org/10.1093/phe/phad021

Yeh, M.-J. (Forthcoming). The Ordinary Virtue and Moral Significance of Health Systems: The Case of Taiwan. *International Journal of Taiwan Studies.*

Yeh, M.-J., & Chen, C.-M. (2020). Solidarity with Whom? The

Boundary Problem and the Ethical Origins of Solidarity of
the Health System in Taiwan. *Health Care Analysis, 28*(2),
176-192.

Yeh, M.-J., Liao, W.-H., & Serrano, R. (2019). Protecting
Universal Health Coverage in Non–United Nations
Member States: Lessons From Taiwan. *American Journal of
Public Health, 109*(8), 1101-1102.

Yeh, M.-J., & Liu, F.-Y. (2023). "Others' children are expendable."
Comparing childcare sector with health and long-term
sectors in Taiwan. *Children & Society, 37*, 1672–1689.

Yip, W. C., Lee, Y.-C., Tsai, S.-L., & Chen, B. (2019). Managing
health expenditure inflation under a single-payer system:
Taiwan's National Health Insurance. *Social Science &
Medicine, 233*, 272-280.

Zakaria, F., & Lee, K. Y. (1994). Culture Is Destiny: A
Conversation with Lee Kuan Yew. *Foreign Affairs, 73*(2),
109-126.

Zhang, E. (2010). Community, the Common Good, and Public
Healthcare—Confucianism and its Relevance to
Contemporary China. *Public Health Ethics, 3*(3), 259-266.

文羽苹、黃旭明、江東亮（2012）。台灣醫療保健支出成
長率的分析：醫療通膨，質量與公平性。台灣公共衛
生雜誌，31（1），1-10。

日宏煜（2017）。國家發展與原住民族的健康不均等—以太

魯閣族肝病為例。台灣原住民研究論叢，22，105-129。

何明修、林秀幸（主編）（2011）。社會運動的年代：晚近二十年來的台灣行動主義。新北：群學。

王舒芸（2014）。門裡門外誰照顧、平價普及路迢迢？臺灣嬰兒照顧政策之體制內涵分析。台灣社會研究季刊，96，49-93。

王興中（2012）。書寫台灣人權運動史：普世人權的本土歷程。台灣人權學刊，1（3），205-219。

台灣公共衛生學會（2017）。台灣公共衛生學會大事紀。取自 http://www.publichealth.org.tw/about.asp

台灣公共衛生學會（2023年6月5日）。【賀】恭喜台北市公共衛生師公會誓師成立。取自 https://www.publichealth.org.tw/news_detail.asp?CateName=%E6%B4%BB%E5%8B%95%E8%88%87%E7%A0%94%E8%A8%8E%E6%9C%83&CateID=9&NewsID=936

台灣相思草人權促進協會（2021）。關於台灣相思草人權促進協會公開社團。取自 https://www.facebook.com/groups/freesmokers/about

台灣電子煙產業發展協會（2021）。關於台灣電子煙產業發展協會。取自 https://www.facebook.com/TWVAS/about/

江東亮（2017）。公共衛生與預防醫學的區別：歷史觀點。台灣公共衛生雜誌，36（5），423-426。

行政院（2022年1月13日）。維護國人健康 政院通過「菸害防制法」、「菸酒稅法」修正草案。取自 https://

www.ey.gov.tw/Page/9277F759E41CCD91/88e98338-b582-418f-9b81-8744a6427f4a

行政院經濟建設委員會人力規劃處（2010）。2010年至2060年臺灣人口推計。台北：行政院經濟建設委員會。

吳全峰（2009）。健康照護資源分配之界線--兼論醫療科技發展下健康照護資源分配之變與不變。2009科技發展與法律規範雙年刊，299-367。

吳全峰、許慧瑩（2018）。健保資料庫行政訴訟案：個資保護與健保資料之跨機關流動及二次利用。月旦醫事法報告，19，61-87。

吳全峰、黃文鴻（2007）。論醫療人權之發展與權利體系。月旦法學雜誌，148，128-161。

吳建昌（2017）。臺灣精神衛生法強制住院規定之修法方向：從聯合國身心障礙者權利公約之爭議談起。月旦醫事法報告，10，158-184。

吳嘉苓（2000）。台灣病患權益運動初探。載於蕭新煌、林國明（主編），台灣的社會福利運動（389-432）。高雄：巨流圖書。

吳叡人（1994）。命運共同體的想像：自救宣言與戰後的台灣公民民族主義。載於彭明敏文教基金會（主編），台灣自由主義的傳統與傳承（57-86）。台北：彭明敏文教基金會。

吳叡人（2016）。受困的思想：臺灣重返世界。新北：衛城。

李大正、楊靜利、王德睦（2011）。人口老化與全民健保

支出：死亡距離取向的分析。人口學刊，43，1-35。

李玉春（2003）。公共衛生師證照能否解決問題？。台灣
　　公共衛生雜誌，22（5），354-355。

李玉春（2011）。健全公衛安全網，我們需要公共衛生
　　師～為【公共衛生師法】催生。台灣公共衛生雜誌，
　　30（3），201-206。

李玉春、陳保中、楊佳樺、吳肖琪、邱弘毅、陳美
　　蓮、……蔡文正（2023）。公衛學會五十周年紀念專
　　文一：公共衛生師報考資格與執業範圍之研議始末。
　　台灣公共衛生雜誌，42（4），360-373。

李光耀（1994）。李光耀40年政論選。台北：聯經。

李建良（2016）。代際正義的法律課題：導論。臺灣經濟
　　預測與政策，46（2），209-242。

林志遠、李玉春（2014）。連帶思想在台灣（PO-119）。
　　台灣公共衛生學會聯合年會學術研討會手冊：衛生政
　　策與醫務管理（二），200-201。

林志遠、陳珮青、李玉春（2016）。以連帶思想檢視台灣
　　長照政策發展之挑戰與啟發。台灣公共衛生雜誌，35
　　（4），359-375。

林欣柔（2014）。伴侶風險告知侵害感染者隱私？論愛滋
　　接觸者追蹤與公衛人員之保密義務。疫情報導，30
　　（23），480-488。

林國明（2001）。民主化與社會政策的公共參與：全民健
　　保的政策形成。載於蕭新煌、林國明（主編），台灣

的社會福利運動（135-175）。高雄：巨流。

林國明（2003）。到國家主義之路：路徑依賴與全民健保組織體制的形成。台灣社會學，5，1-71。

林萬億（2013）。社會福利。台北：五南。

施世駿（2013）。年金改革始於新生兒：人口老化下的世代契約重構。社區發展季刊，144，121-131。

施純仁（1989）。健康是權利，保健是義務─臺灣地區人口突破兩千萬時的省思。醫院，22（4），177。

夏韻筑（2019）。事業單位職業健康管理人員對於職業傷病補償與職業健康促進之看法。台北：國立臺灣大學健康政策與管理研究所碩士論文。

國家發展委員會（2020）。「中華民國人口推估（2020至2070年）」報告。取自https://pop-proj.ndc.gov.tw/download.aspx?uid=70&pid=70

國家發展委員會（2021年9月11日）。國家發展委員會人口推估查詢系統。取自https://pop-proj.ndc.gov.tw/index.aspx

張文貞、呂尚雲（2011）。兩公約與環境人權的主張。台灣人權學刊，1（1），69-102。

張苙雲（2014）。全民健保的組織社會學。台灣醫學，18（1），85-91。

張鴻仁（2020）。二〇三〇健保大限。新北：印刻。

梁景洋、韓幸紋（2020）。從人口老化及薪資停滯角度探討全民健保財務及保費負擔世代分配問題。臺灣經濟預測與政策，51（1），57-110。

莊文忠、洪永泰（2020）。中央選舉委員會委託研究案第15任總統副總統及第10屆立法委員選舉投票統計分析期末報告。台北：中央選舉委員會。

陳宜中（2003）。國家應維護社會權嗎？評當代反社會權論者的幾項看法。人文及社會科學集刊，15（2），309-338。

陳保中、李玉春（主編）（2023）。臺灣公共衛生師專業發展與人力規劃。苗栗：財團法人國家衛生研究院、衛生福利部。

陳思賢（1997）。選擇信仰的空間—奧古斯丁異端導正論與洛克寬容論。政治科學論叢，8，147-165。

陳為堅、黎伊帆、連盈如、張純琦、江東亮（2018）。台灣公共衛生教育之發展與挑戰。台灣公共衛生雜誌，37（5），481-498。

陳為堅、江東亮（2010）。公共衛生教育與人力現況與展望。苗栗：財團法人國家衛生研究院。

陳弱水（2020）。公義觀念與中國文化。新北：聯經。

陳嘉銘、葉明叡（2020）。正義穩定性、道德情感與共同生活——個平等主義未來生活的想像。臺灣民主季刊，17（2），1-41。

傅立葉、王兆慶（2011）。照顧公共化的改革與挑戰－以保母托育體系的改革為例。女學學誌：婦女與性別研究，29，79-120。

曾育慧、江東亮（2017）。全球發展新紀元：從千禧年發展目

標到永續發展目標。台灣公共衛生雜誌，36（1），1-5。

曾裕淇、徐進鈺（2016）。永續發展 一個都市政治生態學的批判性視角。地理學報，82，1-25。

湯京平、簡秀昭、張華（2013）。參與式治理和正義的永續性：比較兩岸原住民發展政策的制度創意。人文及社會科學集刊，25（3），457-483。

費孝通（1948）。鄉土中國。上海：觀察社。

黃宇豪（主編）（2016）。國防醫學院公共衛生研究所50年紀念專刊。台北：國防醫學院公共衛生學系。

黃忠正（2012）。論世代正義。思與言：人文與社會科學雜誌，50（3），185-209。

黃嵩立、黃怡碧（2012）。吸菸、自由與社會正義。台灣人權學刊，1（2），45-57。

黃意婷（2003）。以社會連帶意識態度探討民眾對全民健康保險制度意向。台中：臺中健康暨管理學院健康管理研究所碩士論文。

賈德‧東尼（Judy, Tony）（2012）。戰後歐洲六十年：（卷一）進入旋風1945-1953。黃中憲（譯）。新北：左岸（原著出版年：2005）。

楊佳樺、林先和、陳保中（2021）。公共衛生師的沿革與發展。景福醫訊，38（11），2-5。

楊婉瑩、張雅雯（2016）。她們不是我們？分析台灣的民族主義者反大陸移民之態度。東吳政治學報，34（2），1-59。

葉明叡（2019）。盧梭的公民宗教如何幫助我們理解當代政治生活中的信仰衝突？人文及社會科學集刊，31（1），41-72。

葉明叡、李柏翰（2023）。效益主義的幽靈：大COVID時代的公共衛生倫理反思。應用倫理評論，74，21-39。

葉明叡、劉豐佾（2020）。婚姻、家庭與生育倫理。人口學刊，61，141-149。

葉崇揚、楊筱慧、楊佑萱、黃仁甫（2019）。社會團結的兩難—臺灣民眾如何看待移民福利。法律扶助與社會，3，47-72。

董安琪、謝餘慶（2017）。既患不均，可不患寡、不患貧乎？－從財政永續性與世代間不均的角度看臺灣的年金改革。臺灣經濟預測與政策，48（1），41-73。

董恩慈、蕭世暉、蔡慧敏（2015）。達悟人對現代環境治理的回應及永續性環境治理之開展。台灣原住民族研究學報，5（3），1-44。

臺北市公共衛生師公會（2023）。專題論壇：公衛師未來職涯發展與規劃。於2023年公共衛生聯合年會。高雄：台灣公共衛生學會、高雄醫學大學。

劉嘉年、楊銘欽、楊志良（2001）。台灣成年民眾於死亡前三個月健保醫療費用支出之影響因素分析。台灣公共衛生雜誌，20（6），451-462。

蔡甫昌、江宜樺（2012）。疫病與社會：台灣歷經SARS風暴之醫學與人文反省。台北：國立臺灣大學醫學院。

蔡甫昌、蔡玫芬（2017）。大數據與醫學研究之倫理觀點。台灣醫學，21（1），43-53。

蔡篤堅、李孟智（2021）。美援對台灣二戰後醫療衛生發展影響。台灣公共衛生雜誌，40（6），600-610。

穆勒·揚—威爾納（Müller, Jan-Werner）（2018）。解讀民粹主義。林麗雪（譯）。台北：時報（原著出版年：2016）。

衛生福利部（2017年12月21日）。行政院會通過「菸害防制法」修正草案。取自https://www.mohw.gov.tw/cp-3569-38929-1.html

鄭峰齊（2013）。多重利益衝突下的職業醫學。載於鄭雅文、鄭峰齊（主編），職業，病了嗎？待修補的職業健康保護機制（261-285）。新北：群學。

鄭雅文、牛傑薇（2021a）。公衛建制與擴張：1970-1980年代。載於鄭雅文（主編），拓墾與傳承：臺大公衛系五十年師長群像。高雄：巨流圖書。

鄭雅文、牛傑薇（2021b）。現代公衛教育的開展：1950-1960年代。載於鄭雅文（主編），拓墾與傳承：臺大公衛系五十年師長群像。高雄：巨流圖書。

戴華（2016）。我們和未來世代之間的道德關係：跨世代正義如何可能？臺灣經濟預測與政策，46（2），159-184。

鐘翊華（2015）。勞工健康服務護理人員的工作狀況與角色困境。台北：國立臺灣大學健康政策與管理研究所碩士論文。

七劃

十四劃

十五劃

十七劃

十八劃

十九劃

Table of Contents

The Boundary Revisited

Solidarity, Sustainability, and Public Health Ethics in Democracy

Ming-Jui Yeh

Department of Public Health and

Institute of Health Policy and Management

National Taiwan University

國家圖書館出版品預行編目（CIP）資料

重返邊界：民主政治中的團結、永續與公共衛生倫理 / 葉明叡作. -- 初版. -- 高雄市：巨流圖
書股份有限公司, 2024.03
　面；　公分
ISBN 978-957-732-706-2（平裝）
1.CST: 公共衛生 2.CST: 倫理學
412　112021556

重返邊界：民主政治中的團結、永續與公共衛生倫理

作　　　者	葉明叡	
發　行　人	楊曉華	
編　　　輯	張如芷	
封 面 設 計	曹淨雯	
內 文 排 版	菩薩蠻電腦科技有限公司	

出　版　者　巨流圖書股份有限公司
　　　　　　802019 高雄市苓雅區五福一路 57 號 2 樓之 2
　　　　　　電話：07-2265267
　　　　　　傳真：07-2233073
　　　　　　購書專線：07-2265267 轉 236
　　　　　　E-mail：order@liwen.com.tw
　　　　　　LINE ID：@sxs1780d
　　　　　　線上購書：https://www.chuliu.com.tw/
臺北分公司　100003 臺北市中正區重慶南路一段 57 號 10 樓之 12
　　　　　　電話：02-29222396
　　　　　　傳真：02-29220464
法 律 顧 問　林廷隆律師
　　　　　　電話：02-29658212

刷　　　次　初版一刷・2024 年 3 月
定　　　價　400 元
I　S　B　N　978-957-732-706-2（平裝）